“十四五”国家重点出版物出版规划项目

国家神经疾病医学中心科普丛书

科学应对阿尔茨海默病

主　审　赵国光

主　编　郝峻巍

副主编　贾建平　常　红

编　者（以姓氏笔画为序）

于跃怡　王欠欠　王金丽　乔雨晨

刘立洋　许　辉　周爱红　赵　坦

郭冬梅　秦　琪　贾龙飞　魏　娜

魏翠柏　贾建平　常　红　郝峻巍

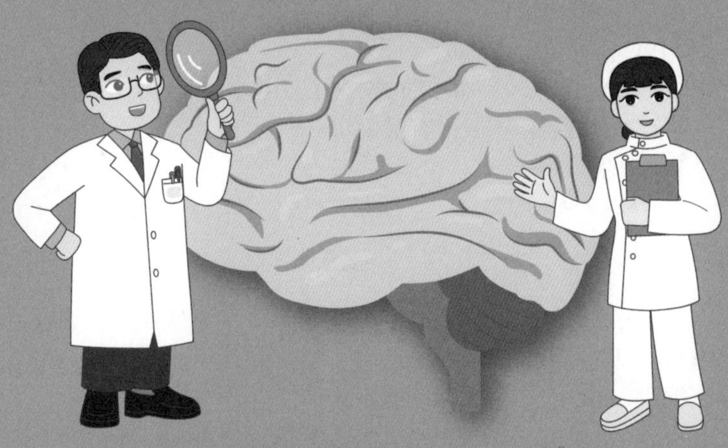

人民卫生出版社

·北　京·

图书在版编目（CIP）数据

科学应对阿尔茨海默病 / 郝峻巍主编. -- 北京 : 人民卫生出版社，2024. 9. --（国家神经疾病医学中心科普丛书）. -- ISBN 978-7-117-36549-9

Ⅰ. R749.1-49

中国国家版本馆 CIP 数据核字第 2024T5V893 号

人卫智网	www.ipmph.com	医学教育、学术、考试、健康，购书智慧智能综合服务平台
人卫官网	www.pmph.com	人卫官方资讯发布平台

国家神经疾病医学中心科普丛书

科学应对阿尔茨海默病

Guojia Shenjing Jibing Yixue Zhongxin Kepu Congshu

Kexue Yingdui A’ercihaimobing

主　　编：郝峻巍

出版发行：人民卫生出版社（中继线 010-59780011）

地　　址：北京市朝阳区潘家园南里 19 号

邮　　编：100021

E - mail：pmph @ pmph.com

购书热线：010-59787592　010-59787584　010-65264830

印　　刷：北京盛通印刷股份有限公司

经　　销：新华书店

开　　本：710 × 1000　1/16　　印张：8

字　　数：111 千字

版　　次：2024 年 9 月第 1 版

印　　次：2024 年 10 月第 1 次印刷

标准书号：ISBN 978-7-117-36549-9

定　　价：68.00 元

打击盗版举报电话：**010-59787491**　**E-mail：WQ @ pmph.com**

质量问题联系电话：**010-59787234**　**E-mail：zhiliang @ pmph.com**

数字融合服务电话：**4001118166**　**E-mail：zengzhi @ pmph.com**

序

随着我国人口结构变化和老龄化，神经系统疾病的患病率逐年攀升。这些疾病给个人、家庭和社会带来了沉重的负担，是我国面临的一项重大卫生和社会问题。认识并积极科学地应对神经系统疾病尤为迫切和重要。

首都医科大学宣武医院神经内科的医护专家团队精心编撰了本套科普丛书，包含《科学应对脑卒中》《科学应对头晕》《科学应对头痛》《科学应对睡眠障碍》《科学应对阿尔茨海默病》《科学应对帕金森病》《科学应对癫痫》和《科学应对神经系统罕见病》。本丛书旨在以科学的方式传播神经系统疾病相关知识，从这些疾病的概念、症状、诊断、治疗、照护及预防等方面阐述疾病特点，提供健康生活方式和合理饮食的建议及指导，增加大众对疾病的认知，增强大众的保健意识，提高大众的健康水平和生活质量。

本丛书各分册均以漫画形式开篇，简要介绍每类疾病，之后以问答形式、通俗易懂的语言、生动形象的插图以及科普短视频，深入浅出地介绍了这些疾病的相关专业知识，帮助大众正确认识这些疾病，传播科学的健康观念，提升非医学专业人群对神经系统相关疾病的理解和认识，促进主动健康。

首都医科大学宣武医院作为国家神经疾病医学中心，践行责任担当，提升服务意识，以人民健康为中心，以医学科普的方式服务人民群众，推动全民健康，从而增强人民群众获得感、幸福感和安全感。希望本丛书能对广大读者有所裨益，为实现健康中国的目标贡献一份力量。

中国科学院院士

2024 年 5 月

主编简介

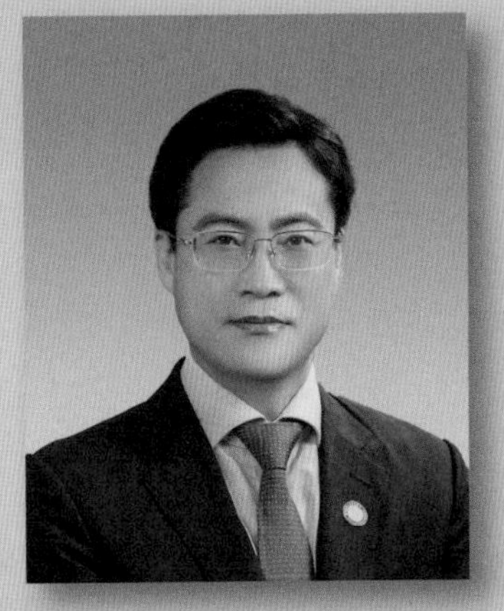

郝峻巍　主任医师，教授，博士研究生导师，国家杰出青年科学基金获得者。

- 首都医科大学宣武医院副院长　神经内科主任
- 国家神经疾病医学中心副主任　医学部主任
- 全国高等医学院校《神经病学》（第 9 版）教材主编
- 中国医师协会神经内科医师分会候任会长
- 北京医学会神经病学分会候任主任委员

从事神经病学医教研工作 20 余年。主持并参与国家自然科学基金委员会重大项目、国家重点研发计划等课题共 30 余项，在 *PNAS*、*JAMA Neurol*、*Neurology* 等杂志发表 SCI 论文 100 余篇，主编著作 12 部，以第一发明人授权专利 16 项。先后获得第九届树兰医学青年奖、第二十四届吴阶平－保罗·杨森医学药学奖等多项荣誉。

主编说
（视频）

前言

随着我国进入老龄化社会，应对老年期疾病的挑战也日益增加。阿尔茨海默病作为老年期第四大致死疾病，发病隐匿，疾病早期很难引起人们的注意，但随着疾病的进展，对个人、家庭乃至社会都会造成巨大的负担。近几年，阿尔茨海默病逐渐进入到公众的视野，引起了人们的关注，但面对纷繁复杂的各种信息，公众很难分辨真假对错，而且缺乏对疾病的正确认识，看到一些相关症状，很容易对号入座，导致焦虑和恐慌。因此，对于公众来说，急需一份能让大家正确认识、系统了解这种疾病的资料，从而可以在面对网上各种“小道消息”“民间偏方”时做到心中有数，以科学、正确的态度对待阿尔茨海默病。怀着这样的初衷，我们决定编写一本关于阿尔茨海默病的科普图书，旨在带领读者快速全面地了解阿尔茨海默病。

本书内容全面、系统，共分为六篇，涵盖阿尔茨海默病的认识、症状、就诊、治疗、照护和预防等各个方面。本书采用一问一答的形式，每篇紧密围绕患者或公众对阿尔茨海默病的各种疑问，由医学专家结合临床经验和科学研究给予通俗易懂的详细回答，图文并茂，帮助读者轻松理解医学术语和复杂的概念。第一篇，详细介绍了阿尔茨海默病的基本概念、与正常衰老和痴呆的区别、男女患病概率等患者及家属比较关心的话题。第二篇，详细介绍了阿尔茨海默病的症状，包括记忆力下降与阿尔茨海默病的相关症状、哪些情况应引起警惕等。第三篇，重点介绍了阿尔茨海默病的就诊，包括如何确诊、应该做哪些检查等。第四篇，详细讨论了阿尔茨海默病的治疗，包括目前的治疗药物、用药期的注意事项、网络流传的治疗方法是否有效及其他配合药物治疗的方法等。第五篇，介绍了家属在日常生活中如何照护阿尔茨海默病患者，提高患者的生活质量。第六篇，介绍了如何科学有效地预防阿尔茨海默病。

本书语言简洁易懂，以期读者能够更好地理解和应对阿尔茨海默病。但因限于篇幅，书中有些信息难免阐述不够充分，并且随着科学研究的不断进步，文中的一些观点也许更新得不够及时。对此，欢迎读者提出宝贵建议和反馈意见，我们将不断完善使本书内容更加全面准确。最后，希望本书能成为阿尔茨海默病相关知识的有益指南，为所有关注此疾病的读者提供帮助和启发。

郝峻巍

2024 年 5 月

目 录

开篇漫画

第一篇

认识阿尔茨海默病

第二篇

症状篇

第三篇

就诊篇

第四篇

治疗篇

第五篇

照护篇

第六篇

预防篇

参考文献

PRELUDE

开篇

漫画

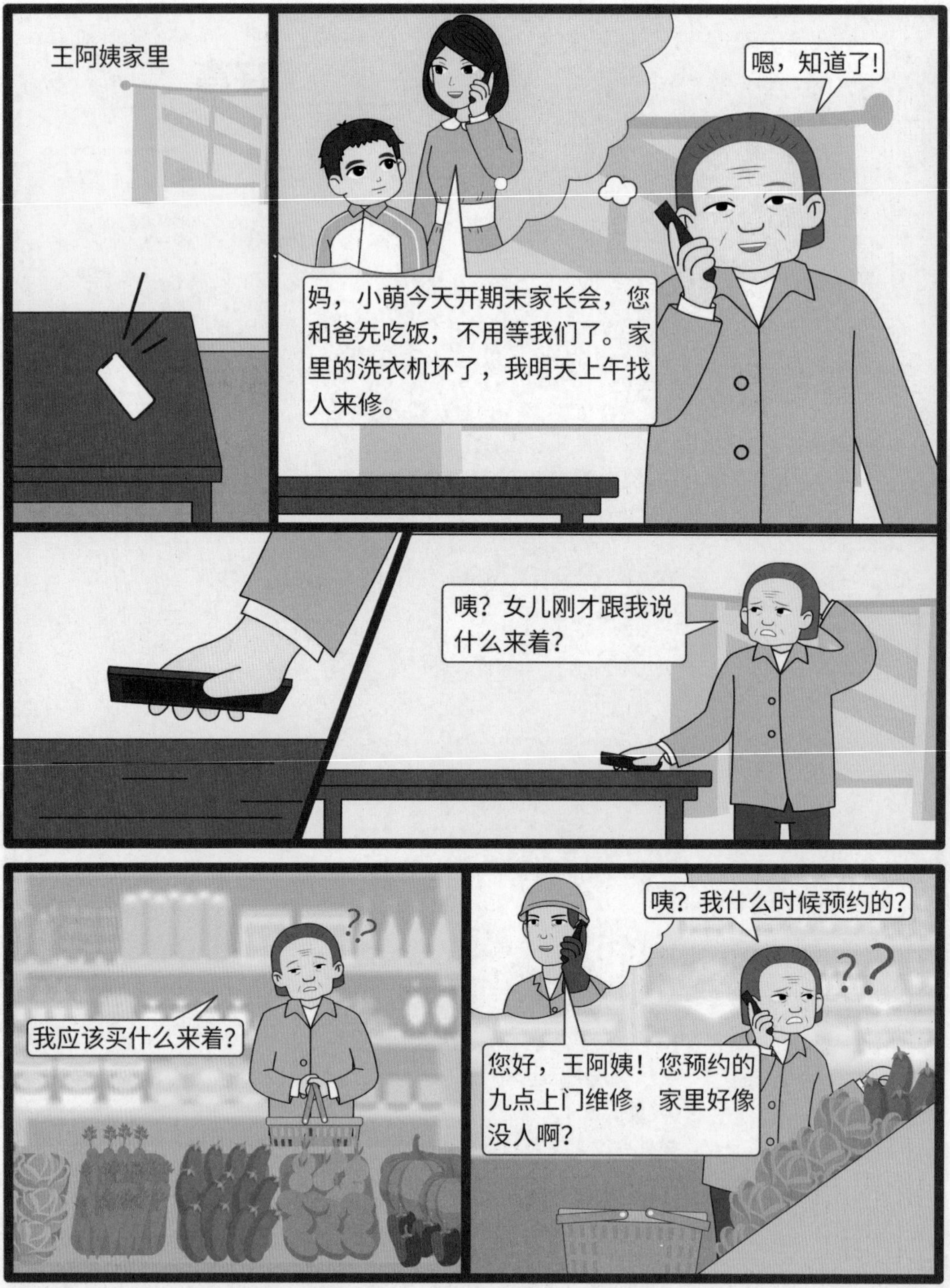

王阿姨家里

妈，小萌今天开期末家长会，您和爸先吃饭，不用等我们了。家里的洗衣机坏了，我明天上午找人来修。

嗯，知道了！

咦？女儿刚才跟我说什么来着？

我应该买什么来着？
您好，王阿姨！您预约的九点上门维修，家里好像没人啊？
咦？我什么时候预约的？

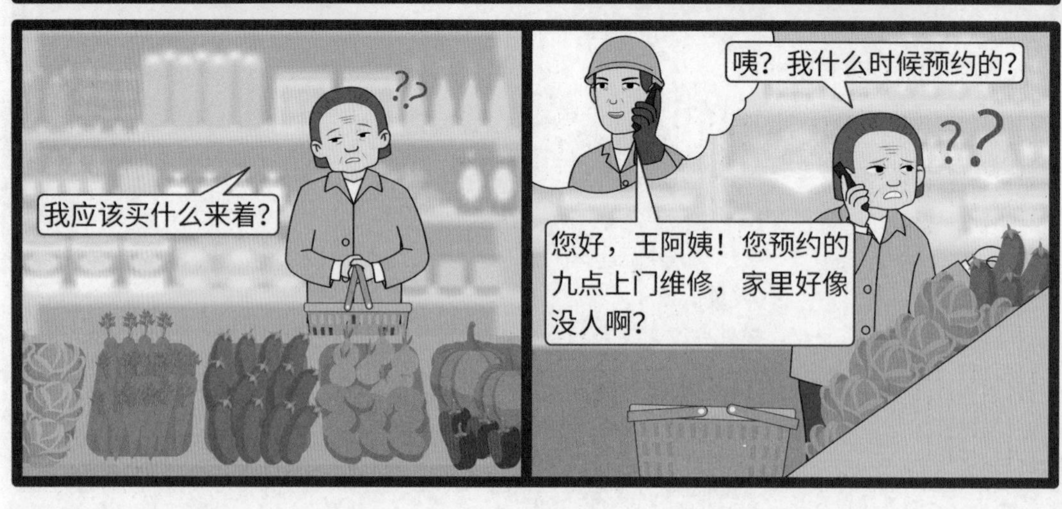

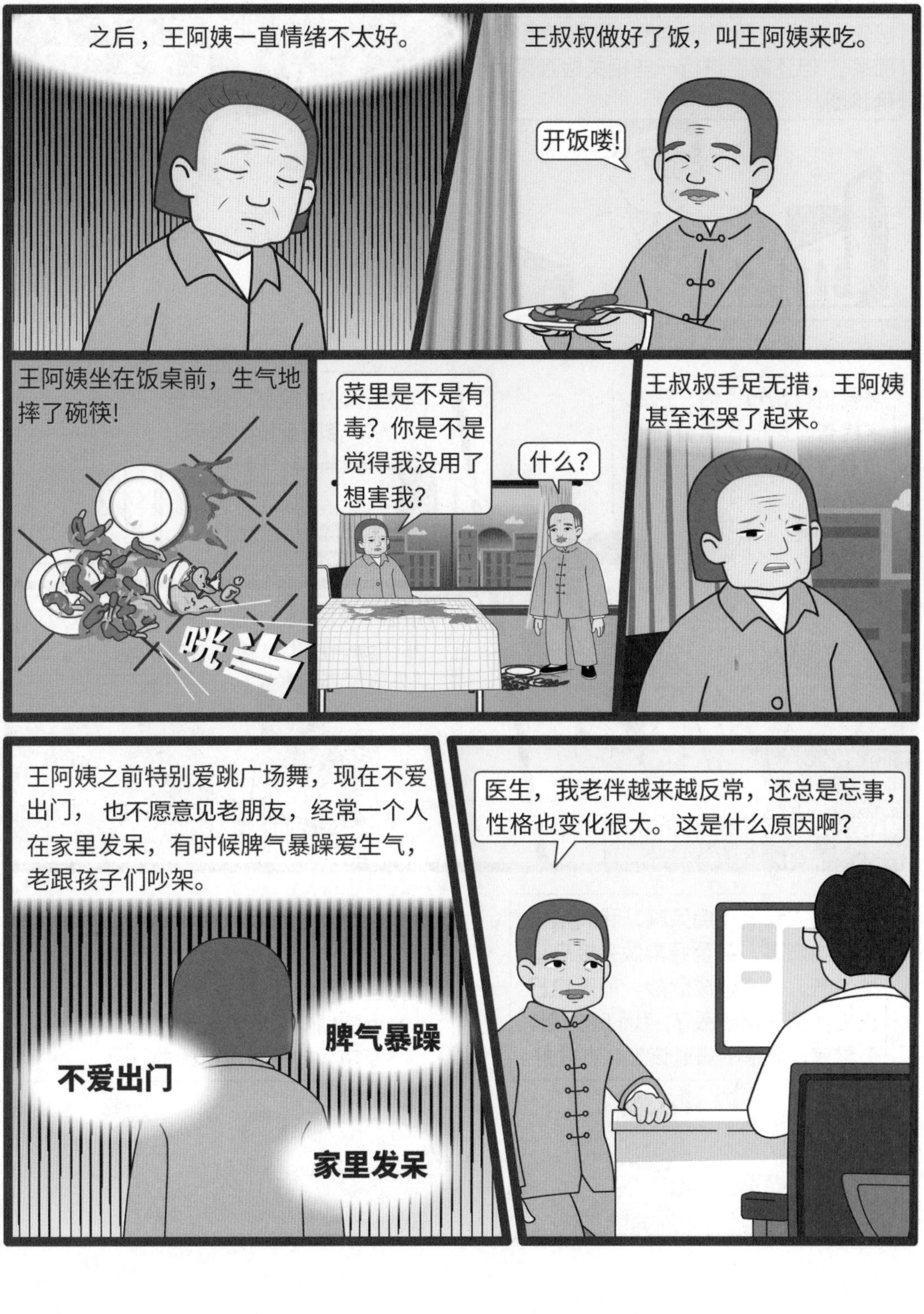

之后，王阿姨一直情绪不太好。

王叔叔做好了饭，叫王阿姨来吃。

开饭喽!

王阿姨坐在饭桌前，生气地摔了碗筷!

咣当

菜里是不是有毒？你是不是觉得我没用了想害我？

什么？

王叔叔手足无措，王阿姨甚至还哭了起来。

王阿姨之前特别爱跳广场舞，现在不爱出门，也不愿意见老朋友，经常一个人在家里发呆，有时候脾气暴躁爱生气，老跟孩子们吵架。

脾气暴躁

不爱出门

家里发呆

医生，我老伴越来越反常，还总是忘事，性格也变化很大。这是什么原因啊？

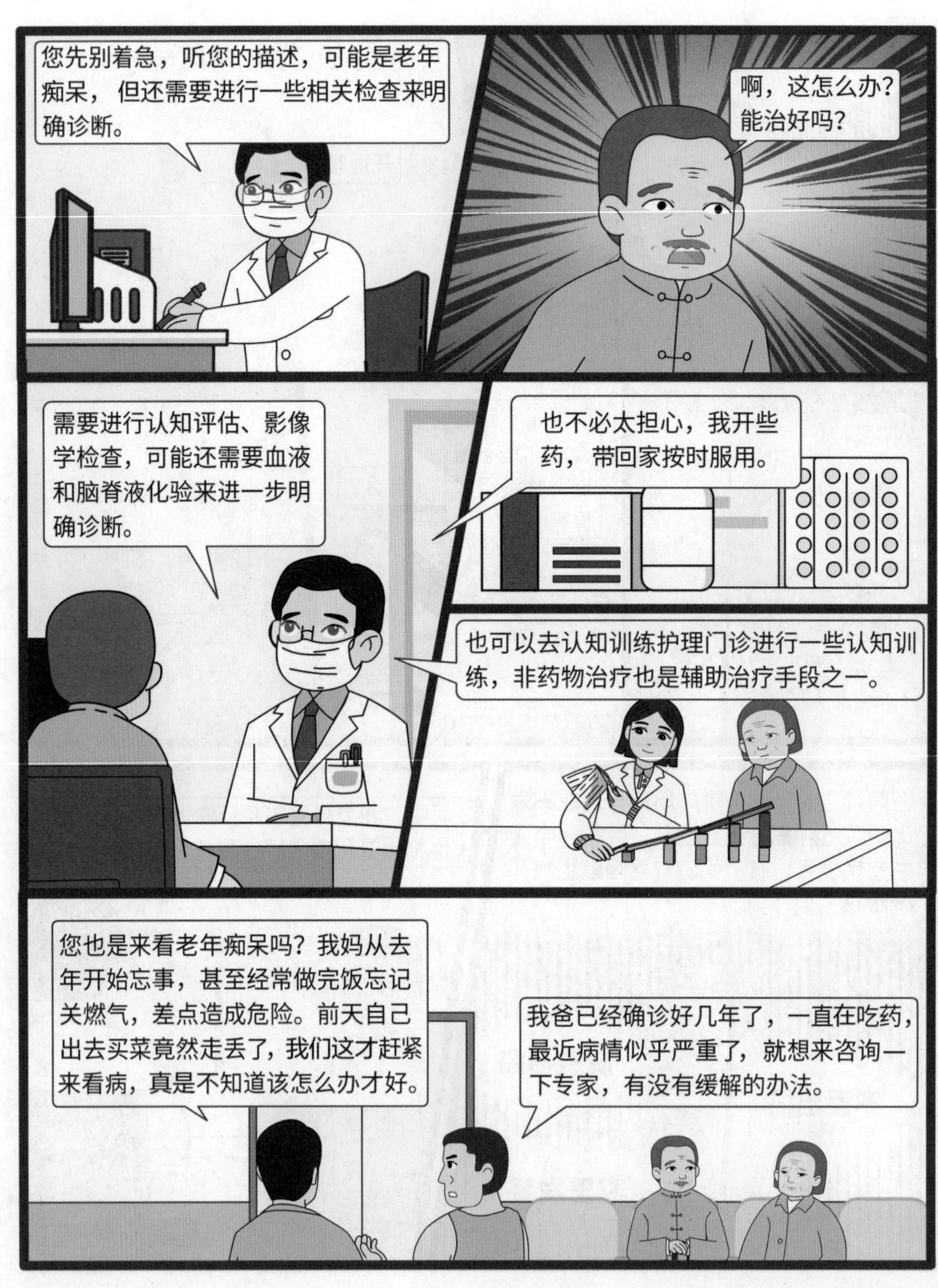
您先别着急，听您的描述，可能是老年痴呆，但还需要进行一些相关检查来明确诊断。
啊，这怎么办？能治好吗？
需要进行认知评估、影像学检查，可能还需要血液和脑脊液化验来进一步明确诊断。
也不必太担心，我开些药，带回家按时服用。
也可以去认知训练护理门诊进行一些认知训练，非药物治疗也是辅助治疗手段之一。
您也是来看老年痴呆吗？我妈从去年开始忘事，甚至经常做完饭忘记关燃气，差点造成危险。前天自己出去买菜竟然走丢了，我们这才赶紧来看病，真是不知道该怎么办才好。
我爸已经确诊好几年了，一直在吃药，最近病情似乎严重了，就想来咨询一下专家，有没有缓解的办法。

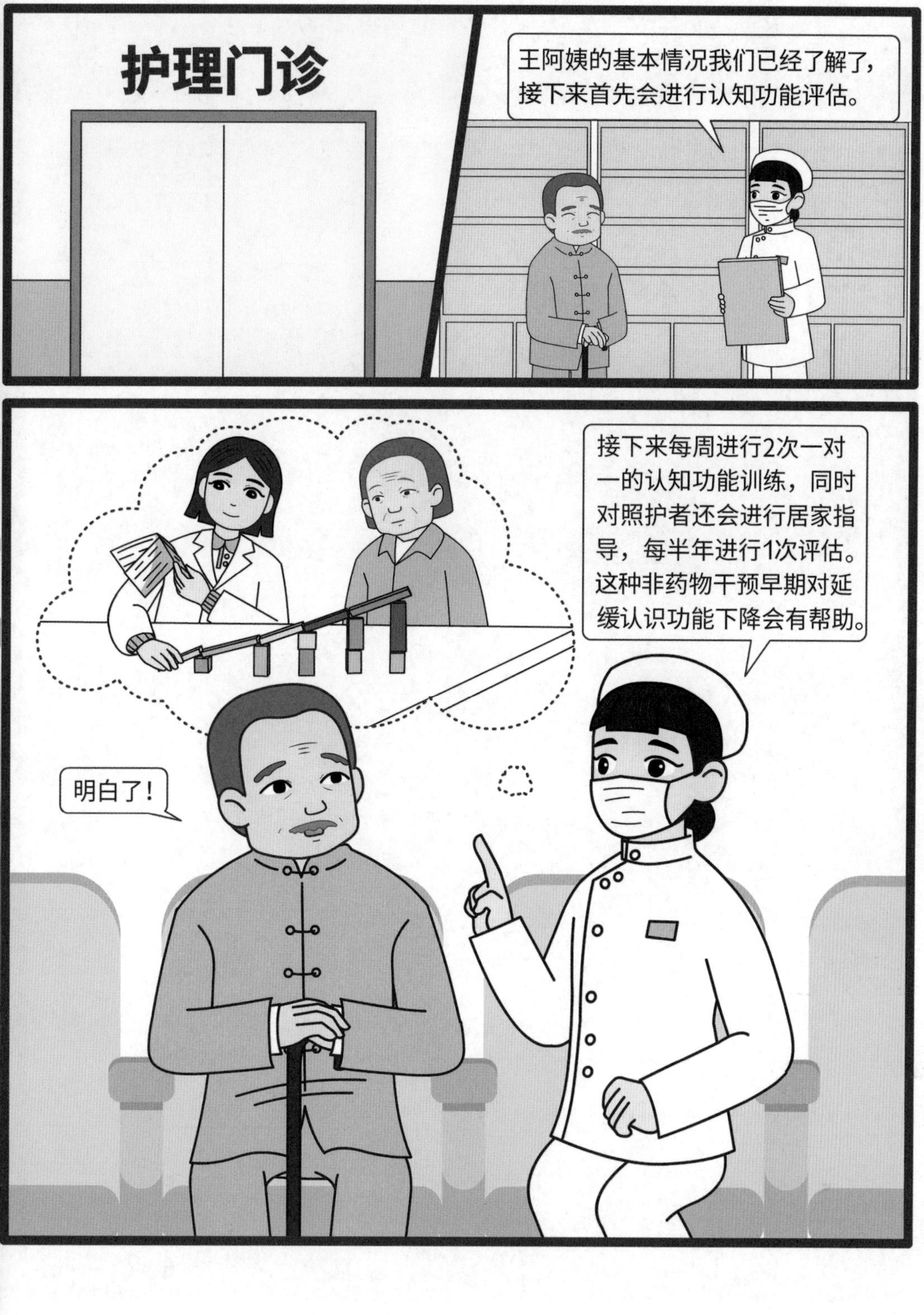

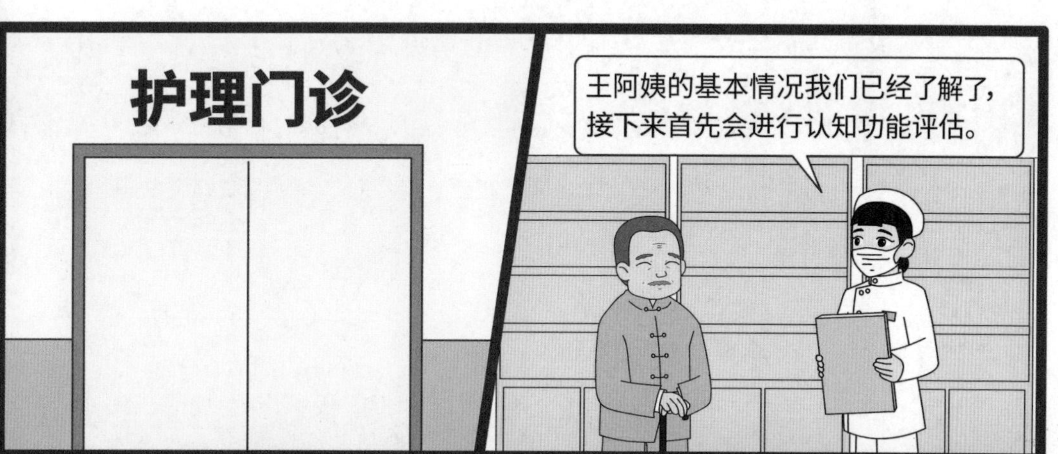
护理门诊
王阿姨的基本情况我们已经了解了，
接下来首先会进行认知功能评估。

接下来每周进行2次一对
一的认知功能训练，同时
对照护者还会进行居家指
导，每半年进行1次评估。
这种非药物干预早期对延
缓认识功能下降会有帮助。
明白了！

PART 1

第一篇

认识
阿尔茨海默病

1. 什么是阿尔茨海默病？

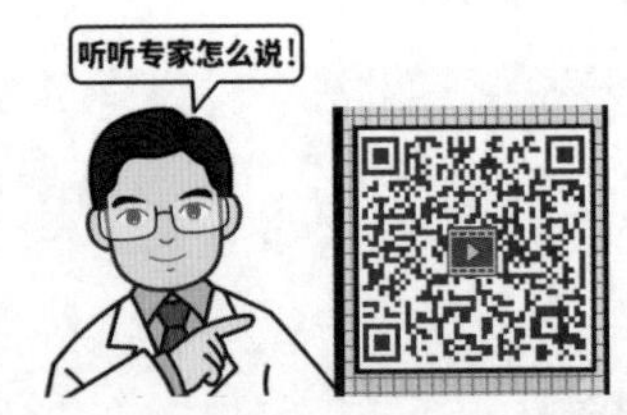

阿尔茨海默病是一种神经系统退行性疾病，通常起病隐匿，在不知不觉中发生，并逐渐加重。常见的症状包括记忆力下降、思维障碍、语言障碍、日常生活能力下降、相关精神症状等。

阿尔茨海默病的病因复杂，受遗传和环境双重因素的影响。65 岁以上的老年人是阿尔茨海默病的主要危险人群，目前全球有 4 000 多万阿尔茨海默病患者，我国约有 1 000 万阿尔茨海默病患者，约占全球总患病人数的 1/4，且发病人数呈现上升趋势，给社会带来了严峻的挑战，因此阿尔茨海默病越来越受到人们的关注。

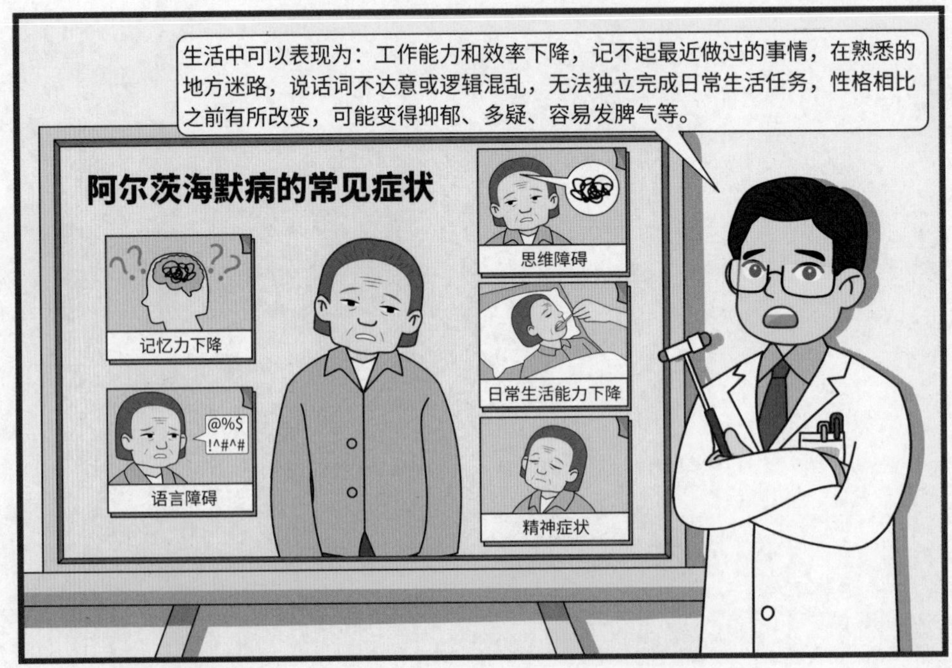

2. 阿尔茨海默病是正常衰老现象吗？

阿尔茨海默病属于病理性衰老，并不是正常的衰老现象。老年人出现记忆力下降，大多数情况下会被认为是年龄增长的一种正常现象，但出现记忆力明显下降时应该提高警惕。阿尔茨海默病最容易影响老年人的记忆力，但由于起病隐匿，很容易被忽视。那该如何区分是正常衰老还是阿尔茨海默病呢？早期可以从认知出错的频率和严重程度来做初步判断，例如正常老年人可能会在记忆、做计划、计算中偶尔忘记或出错，但是经提醒和思考能够回忆起来，对社会功能和生活能力没有明显影响；而阿尔茨海默病患者出错会更加频繁，可能会经常不知道当下的季节，自己身处的地点、楼层，甚至不知道自己在哪个城市等，除了记忆损害之外还有可能存在其他方面的影响，包括日常生活、工作能力等。

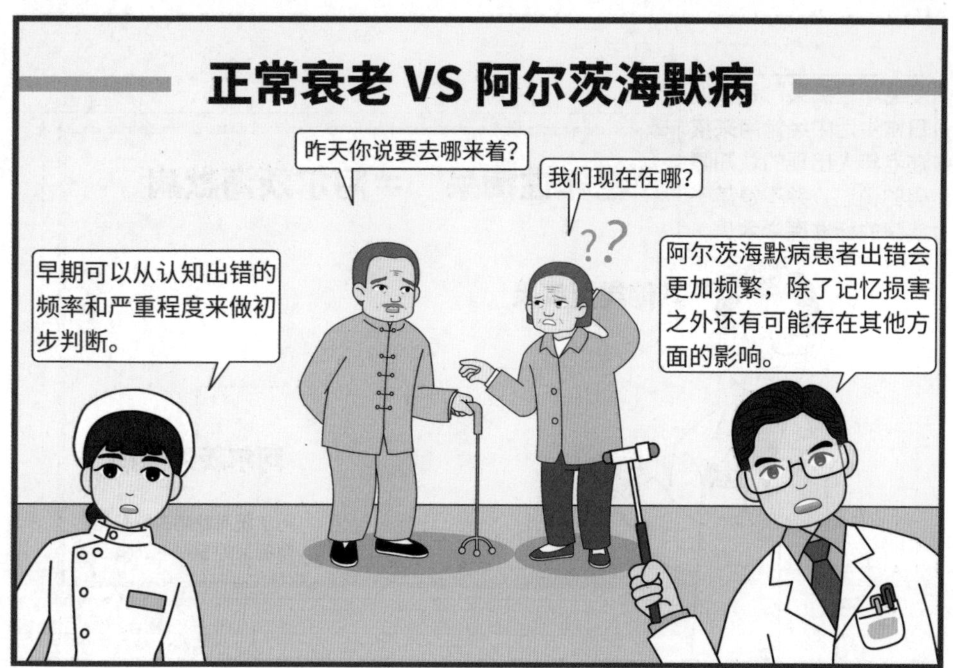

3. 老年性痴呆是阿尔茨海默病吗？

老年性痴呆并不完全等同于阿尔茨海默病。“老年性痴呆”是我们日常生活中经常用来描述老年人出现的认知障碍的词汇，并不是某一疾病的标准医学术语。在医学上，“痴呆”是记忆、学习、定向、理解、判断、计算、语言、视空间功能、分析解决问题的能力等方面出现问题，导致日常生活能力、学习能力、工作能力和社交能力明显减退的一系列症状的总称。根据痴呆发生的原因、病变部位、临床特点等能够将痴呆分为许多种类，比如血管性痴呆、额颞叶痴呆等。也就是说有很多疾病能够引起痴呆，它们的病因和治疗效果都有所不同，症状也有轻微的差别，众多痴呆类型中占比最高也最广为人知的就是阿尔茨海默病。

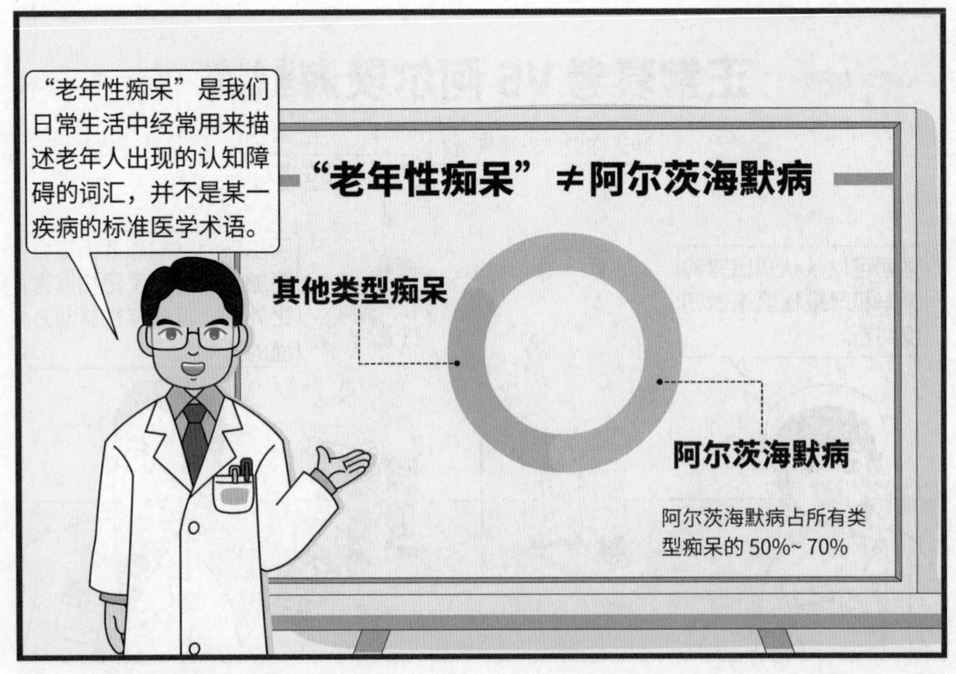

4. 痴呆、认知障碍、阿尔茨海默病是一回事儿吗？

痴呆、认知障碍、阿尔茨海默病这几个词经常被相互替代使用，但实际上，它们并不完全是一回事儿。认知功能分为记忆、语言、推理、计算能力、定向力、执行能力等多个方面，认知障碍是指这些能力出现异常，它可能包括一个方面，也可能是多个方面。痴呆是出现多个方面的异常，并且影响个人的日常生活、社会交往能力等。认知障碍和痴呆都是一些症状的总称，“痴呆”是指“认知障碍”中严重影响日常生活的那一部分，而阿尔茨海默病是一个具体的疾病名称，是痴呆中的一种具体类型。

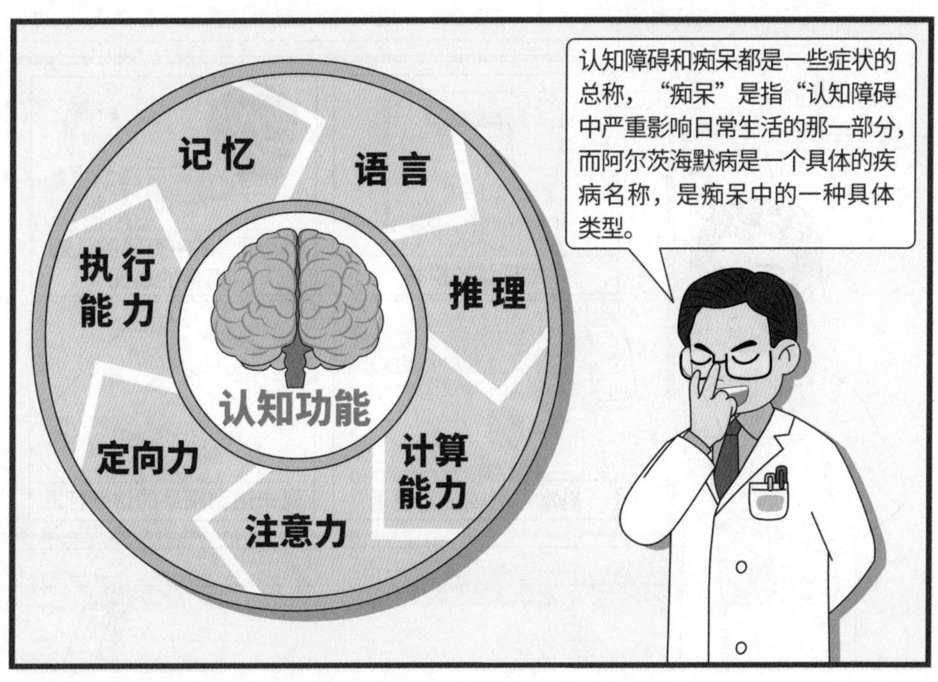

5. 什么是轻度认知障碍？

轻度认知障碍和痴呆一样，是一组症状的总称，是指记忆力或其他认知功能进行性减退，但是程度比较轻，不会对日常生活能力造成影响。在临床上，医生会根据以下 4 条来判断：

（1）由患者 / 知情者报告，或由临床医师发现有认知损害。

（2）在认知测试中确实有轻度认知损害的表现。

（3）基本不影响日常生活。

（4）尚未达到痴呆的诊断标准。

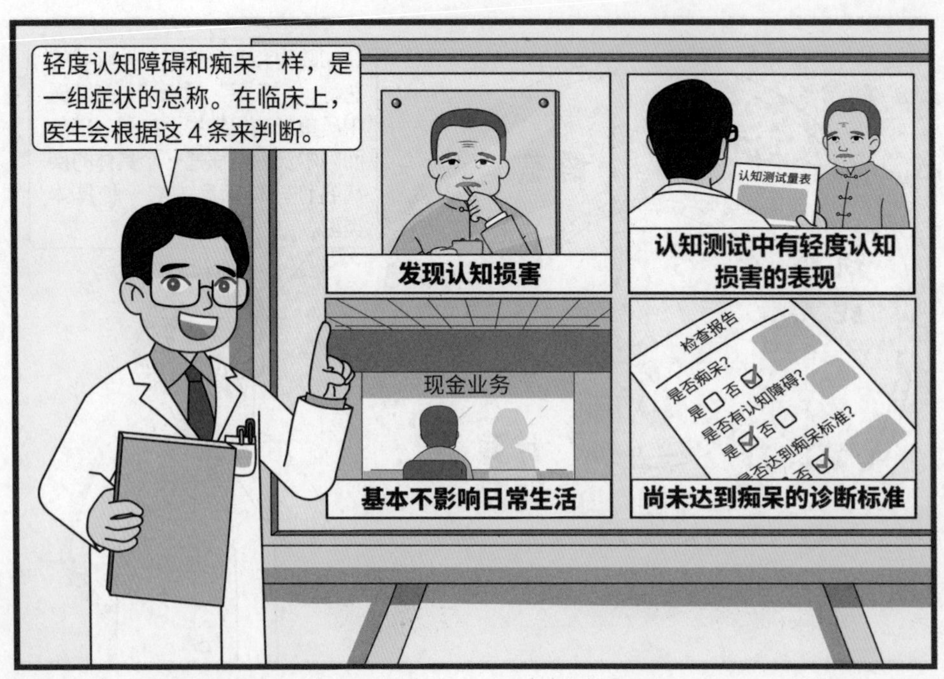

6. 轻度认知障碍一定会变成痴呆吗？

通常认为痴呆的发展是连续的过程，轻度认知障碍是痴呆的前期，但轻度认知障碍不一定都会发展为痴呆，只是其发展为痴呆的风险比正常人更高。

数据统计显示，轻度认知障碍每年转变为可能的阿尔茨海默病的比例为10%～15%。由神经退行性疾病引起轻度认知障碍的患者，在认知还未出现明显改变的时候，痴呆的危险因素和致病作用就已经对大脑产生了影响。此时及时发现并给予干预非常重要，因此应加强关注自己和身边亲人朋友的认知情况，在发现问题时及早就诊和治疗。

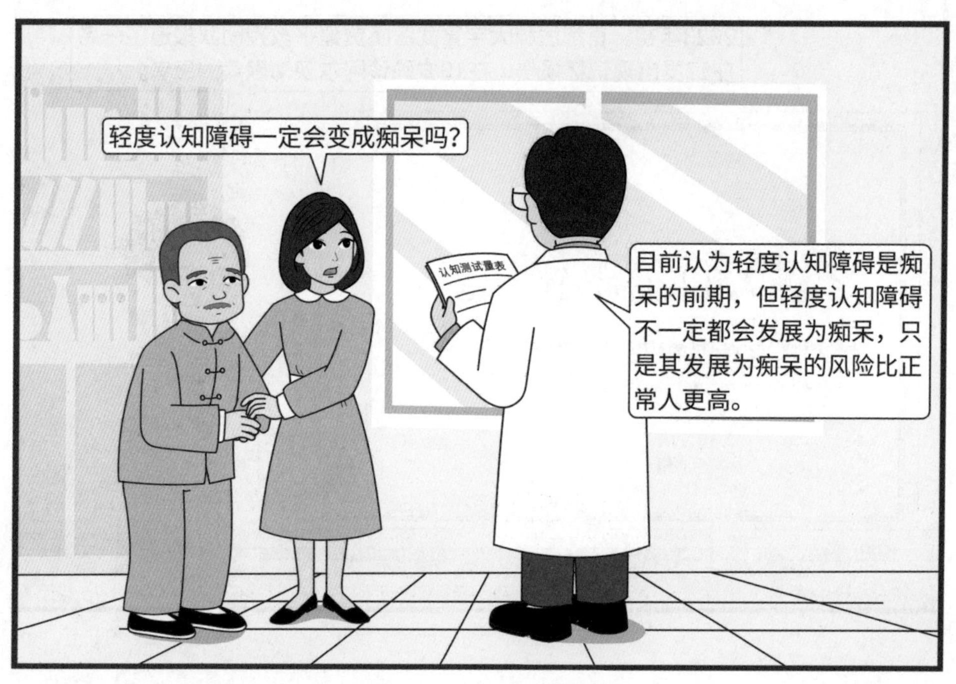

7. 阿尔茨海默病是专属于老年人的吗？

阿尔茨海默病常见于 65 岁以上的老年人，约占总患病人数的 95%。有研究发现，年龄每增长 6.1 岁，患阿尔茨海默病的概率增加 1 倍。虽然年龄大于 65 岁是重要的危险因素，但是阿尔茨海默病并不是专属于老年人的疾病。近些年来，也有年轻人被确诊为阿尔茨海默病。

2023 年初，首都医科大学宣武医院贾建平教授团队报道了一名在 17 岁出现记忆损伤，在 19 岁确诊阿尔茨海默病的患者，这也是迄今为止确诊的最年轻的阿尔茨海默病患者。这一发现颠覆了“阿尔茨海默病专属于老年人”的观点，也引起了大家对阿尔茨海默病的重视。

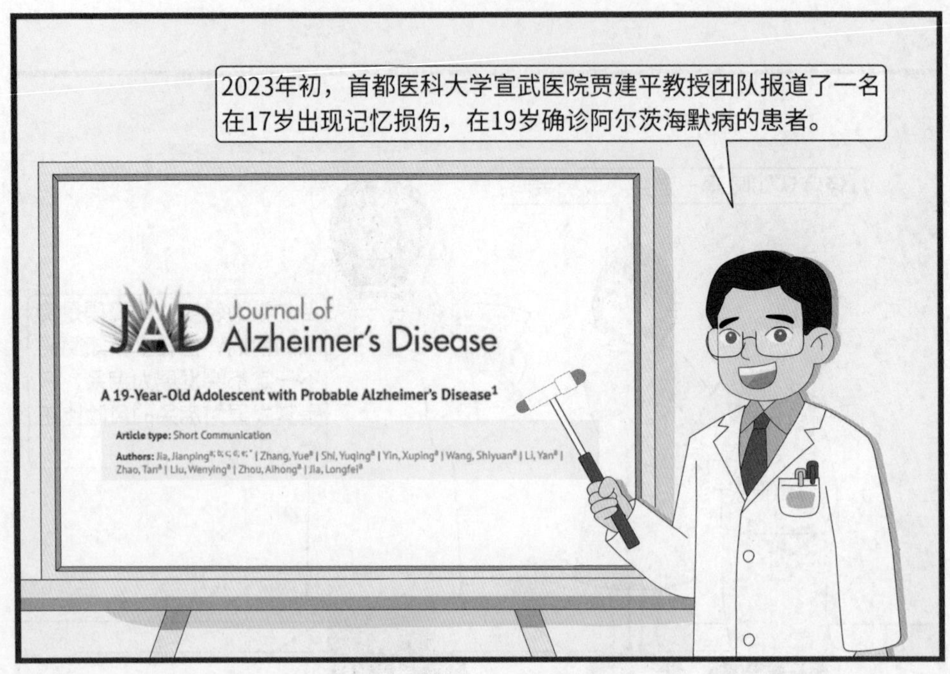

在医学领域，65 岁以前发病的病例通常被称为早发型阿尔茨海默病。早发型阿尔茨海默病发病多呈家族遗传性特征，往往与某些特定基因突变密切相关，如 *APP*、*PSEN1* 和 *PSEN2*。一般而言，发病年龄越早，携带致病基因突变的可能性越大。

8. 阿尔茨海默病会遗传吗？

阿尔茨海默病有遗传的风险。早发型阿尔茨海默病与 *APP*、*PSEN1*、*PSEN2* 有关，携带这些致病基因突变的患者数量占所有患者总数的 5%，他们通常有很大概率在 65 岁前患上阿尔茨海默病。而晚发型阿尔茨海默病主要与 *APOE ε4* 有关，携带这种基因会使得患阿尔茨海默病的风险增加。

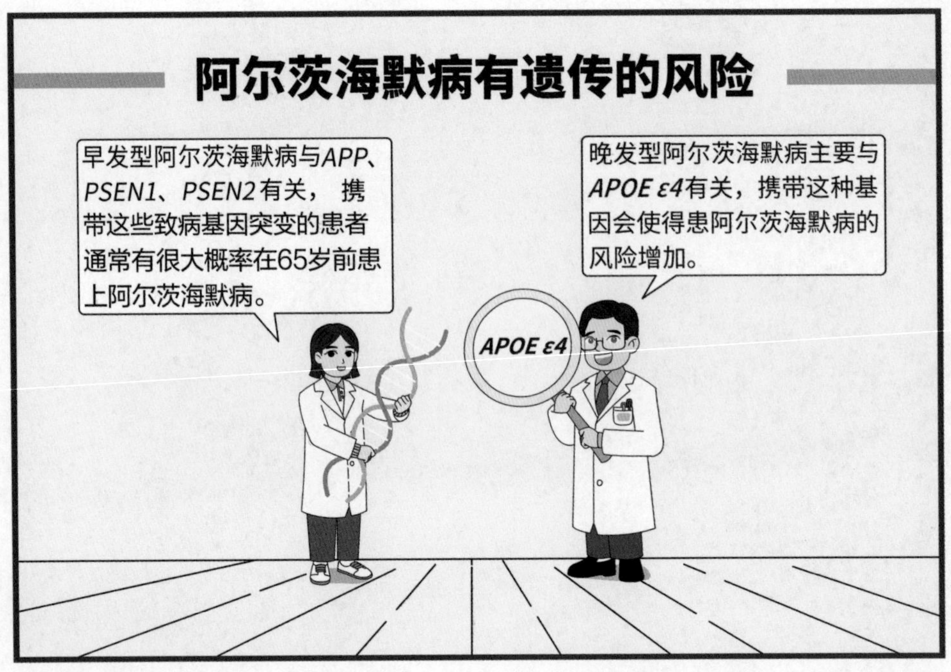

有研究显示，携带 *APP* 或 *PSEN1* 基因突变的人群 100% 会发展为阿尔茨海默病，携带 *PSEN2* 基因突变的人群发展为阿尔茨海默病的概率为 95%。携带 1 个 *APOE ε4* 等位基因的人群，其罹患阿尔茨海默病的风险约是正常人的 3.2 倍，而携带 2 个 *APOE ε4* 等位基因的人群，其罹患阿尔茨海默病的风险是正常人的 8～12 倍，携带 *APOE ε4* 也会加快轻度认知障碍转

化为阿尔茨海默病的速度；同时，其他类型的痴呆中 *APOE* $\varepsilon 4$ 的携带率也很高。

在具有阳性家族史或早发型阿尔茨海默病患者中检测到致病基因对疾病的早期诊治具有重要意义，因此，建议有家族史的高风险人群进行相关的基因检测，并且定期进行认知相关的测试，及早发现并采取预防措施。

9. 男性与女性患阿尔茨海默病的概率相同吗？

一般来说，女性阿尔茨海默病的患病风险高于男性。在 65 岁以后，女性患病的概率为男性的 1.5 ~ 2 倍，这与多种因素相关。研究显示，携带同样数量的阿尔茨海默病风险基因 *APOE ε4* 时，女性的患病风险较男性更高，即 *APOE ε4* 对女性的影响更明显。也有研究认为，雌激素在女性发病中起到一定作用。雌激素对阿尔茨海默病有保护作用，性别差异可能与更年期或雌激素减少或缺乏导致的生理变化有关。建议女性在绝经前后对激素水平进行定期检查，如果存在内分泌紊乱的情况需及时治疗，这样可能对预防阿尔茨海默病有一定作用，同时也可以预防和控制其他疾病，如骨质疏松、心血管疾病等。

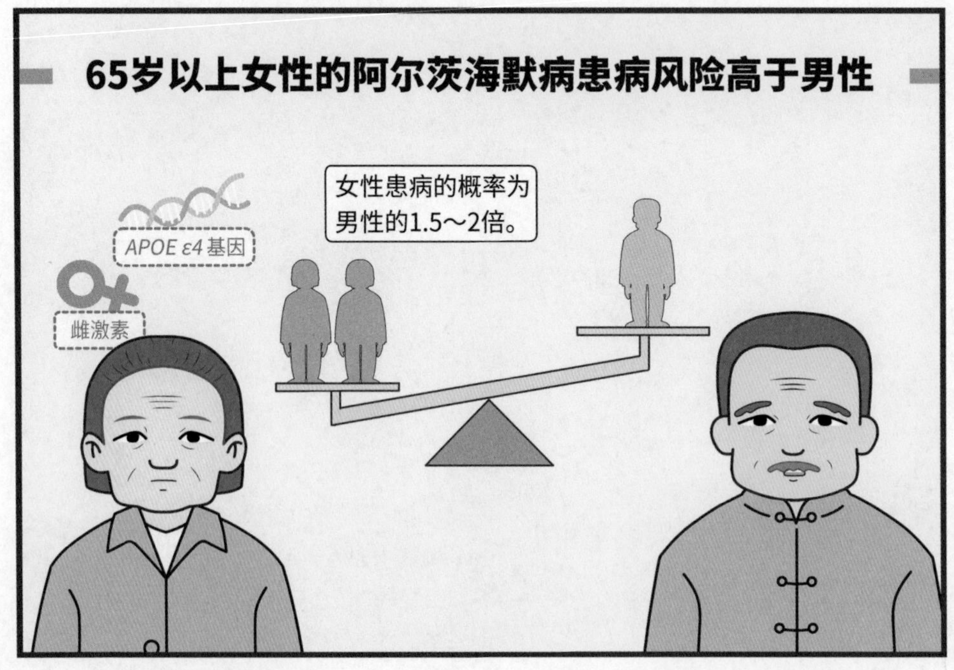

虽然女性患阿尔茨海默病的风险更高，但这样的比例并不代表着男性就可以放松警惕。在脑外伤患者中，男性患阿尔茨海默病的风险反而更高。同时，仍有诸多阿尔茨海默病的易感因素需男女共同面对，因此无论男女都应提高对阿尔茨海默病的重视。

10. 阿尔茨海默病是如何发生的？

阿尔茨海默病目前公认的特征性病理变化是β- 淀粉样蛋白聚集和神经纤维缠结，然而其发病机制目前还没有完全明确。

β- 淀粉样蛋白是存在于正常生理状态下人体内的代谢物质，其产生与清除存在动态平衡。当平衡被打破，β- 淀粉样蛋白产生沉积，形成对神经具有毒性的斑块，导致神经元变性坏死。神经纤维缠结是正常存在于人体内的 tau 蛋白在特殊因素的影响下加工错误，纤维束卷曲缠结的结果。通俗来讲，β- 淀粉样蛋白聚集可以理解为大脑内的“垃圾”，当大脑功能异常时，生成的“垃圾”不断增多，清理“垃圾”的能力也不断下降，“垃圾”在大脑内越堆越多，进一步破坏大脑的功能，形成恶性循环。神经纤维缠结可以理解为由于脑内代谢异常，大脑结构由条理清晰的“丝线”变成相互缠绕纠集的“一团乱麻”，系成了一个一个“死疙瘩”。当大脑内不断发生这样的病变，使脑功能损害到无法完成正常思考的程度时，就会表现出认知障碍和痴呆的症状。

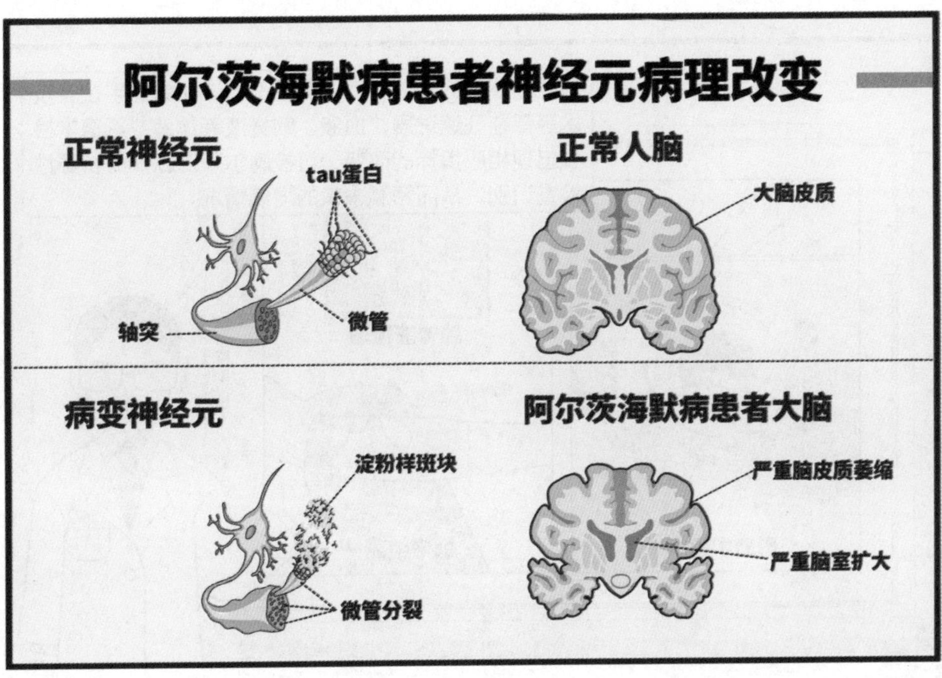
阿尔茨海默病患者神经元病理改变
正常神经元
tau蛋白
轴突
微管
正常人脑
大脑皮质
病变神经元
淀粉样斑块
微管分裂
阿尔茨海默病患者大脑
严重脑皮质萎缩
严重脑室扩大

11. 阿尔茨海默病能提前预测吗？

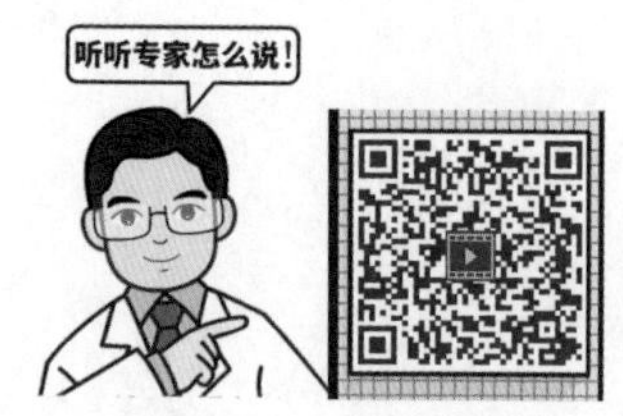

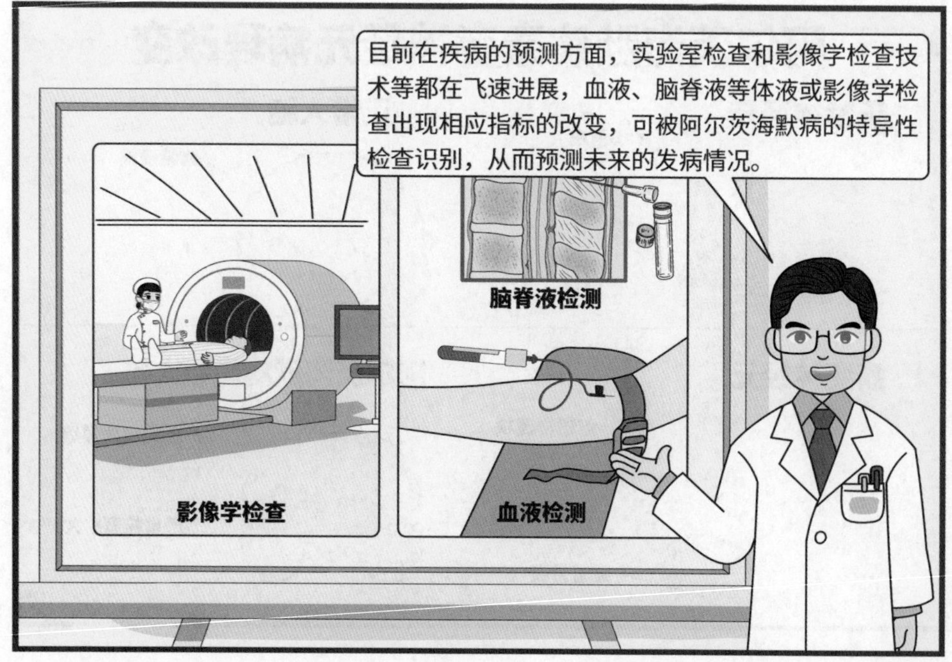

阿尔茨海默病目前被认为是一种连续进展、包含多个阶段的疾病，在表现出临床症状之前的 15~20 年，患者大脑就会发生相应的改变。在这个阶段，患者虽没有出现任何认知改变或记忆力下降，但血液、脑脊液等体液或影像学检查已经出现相应指标的改变，可被阿尔茨海默病的特异性检查识别，从而预测未来的发病情况。目前在疾病的预测方面，实验室检查和影像学检查技术等都在飞速进展，很多新型的标志物等在推向临床广泛应用之前仍需得到更多的验证，这些标志物的研究和推广对提前预测、早期诊断和早期干预阿尔茨海默病具有重要的意义。

12. 发生脑萎缩一定会患阿尔茨海默病吗?

阿尔茨海默病与脑萎缩是有关的，如果发现脑萎缩，不要慌张，应该到专科门诊寻求诊疗帮助。
脑萎缩的多种因素
营养不良
脑卒中
脑部外伤
脑炎
长期癫痫发作
脑膜炎
甲状腺功能异常
过度烟酒缺氧
脑血管畸形
煤气中毒
脑缺血
脑动脉硬化
脑部肿瘤
遗传因素

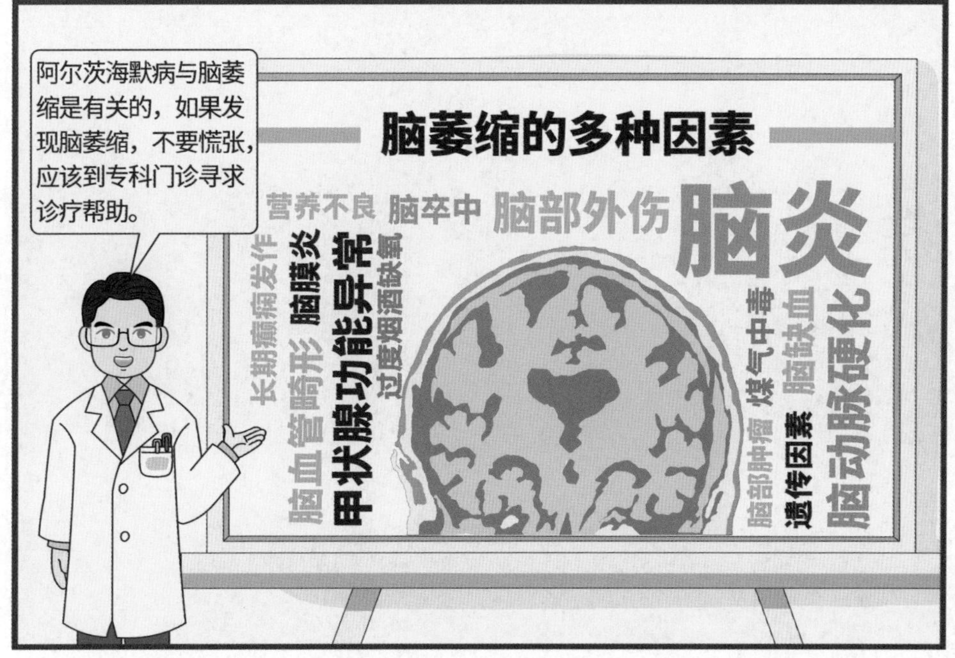

阿尔茨海默病与脑萎缩是有关的。在发病过程中，阿尔茨海默病患者大脑与记忆功能密切相关的部位，如颞叶内侧、海马等会先萎缩。患者的记忆功能会受到严重影响，但其他认知功能在初期仍相对保留。然而，随着疾病的进展，脑萎缩会扩展到其他部位，导致在疾病的晚期，患者的认知功能全面下降，计算能力、执行能力、视空间功能及精神行为等方面出现异常。

因此，局部区域的脑萎缩，如颞叶内侧、海马病变是阿尔茨海默病的可能诊断依据，但单纯的脑萎缩并不能直接判定一定是阿尔茨海默病。

如果发现脑萎缩，不要慌张，应该到专科门诊寻求诊疗帮助，以鉴别导致脑萎缩的病因。

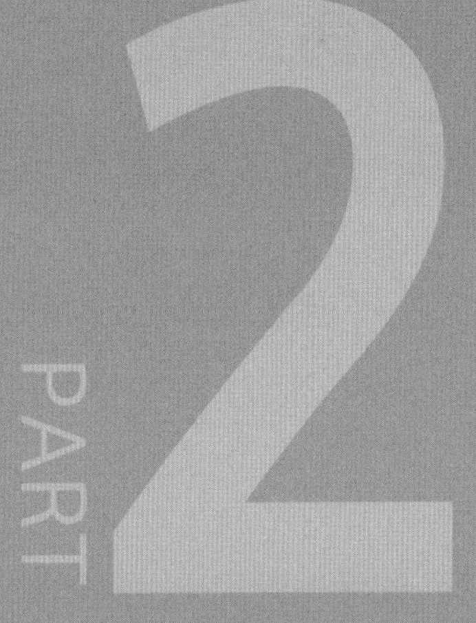

第二篇
症状篇

1. 记忆力下降是患阿尔茨海默病了吗?

记忆力下降虽然是阿尔茨海默病的早期表现之一，但是并非所有的记忆力减退都与阿尔茨海默病有关，与阿尔茨海默病相关的记忆力下降通常会随着时间的推移而逐渐加重。

其他类型的痴呆也可引起记忆力下降的问题，如额颞叶痴呆、血管性痴呆等。额颞叶痴呆是指大脑的额叶、颞叶进行性萎缩的神经退行性疾病，以精神异常和执行功能障碍为主要表现；血管性痴呆是指由脑血管病或脑血管危险因素导致的痴呆，以执行功能障碍为主要表现。以上两种痴呆都可伴随记忆力下降的症状。

除此之外，有一些与记忆力一过性下降相关的因素，如较常见的劳累过度、精神紧张、熬夜等，在脱离压力状态、恢复充足的睡眠和休息后会逐渐好转。某些疾病也可能导致记忆力下降，如高血压、高血脂、糖尿病、维生素 B_{12} 缺乏、脑外伤等；焦虑、抑郁状态和精神疾病也会对记忆力造成干扰。

正常的衰老也会导致一定程度上的记忆力下降，但正常衰老表现出的记忆力下降和阿尔茨海默病患者的记忆力下降并不相同，我们可以通过症状的差异来进行简单的鉴别。如果在解除各种可能因素的影响后，记忆力问题仍然没有改善或逐渐加重，那么就需要及时到医院做进一步的检查和诊断。

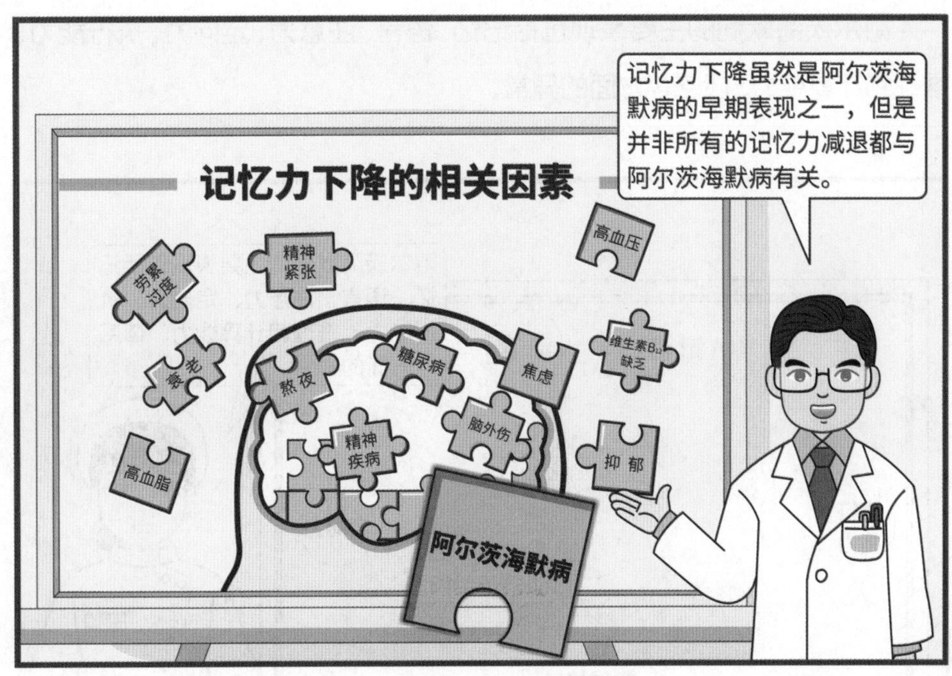
记忆力下降虽然是阿尔茨海默病的早期表现之一，但是并非所有的记忆力减退都与阿尔茨海默病有关。
记忆力下降的相关因素
劳累过度
精神紧张
高血压
衰老
熬夜
糖尿病
焦虑
维生素B12缺乏
精神疾病
脑外伤
抑郁
高血脂
阿尔茨海默病

2. 阿尔茨海默病的主要表现有哪些？

阿尔茨海默病的主要表现包括记忆、语言、注意力、定向力、执行能力、推理和计算能力、情感等方面的异常。

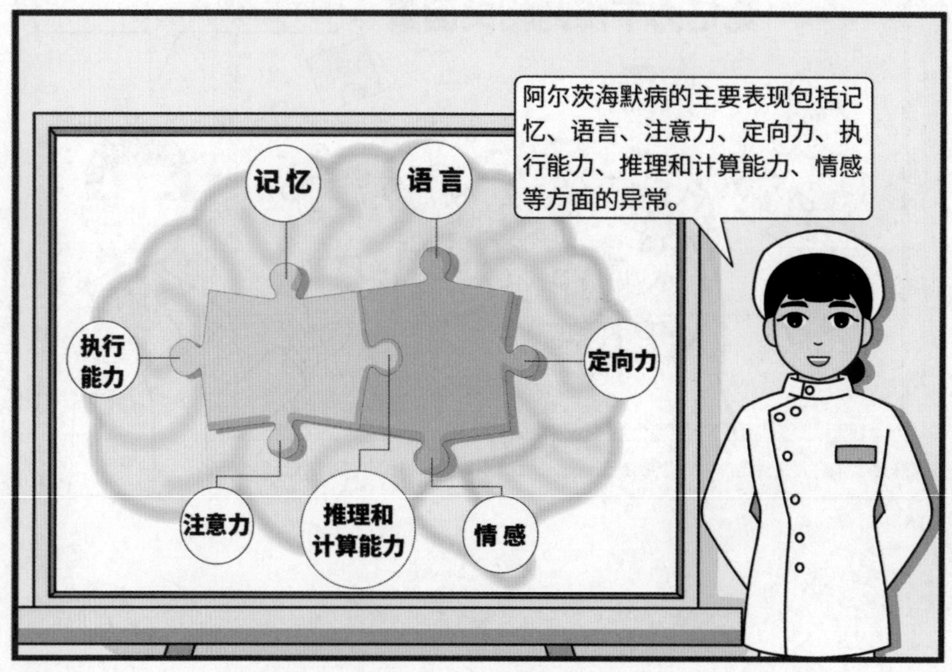

（1）记忆力下降：阿尔茨海默病患者常见的记忆问题主要包括记不起最近发生的事情，如做饭重复放了 2 次盐、忘记是否锁门、忘记早饭吃了什么或刚才说了什么话等，因此可能会反复询问最近的事情，但对于很久以前的事反而可能没有遗忘。

（2）语言能力下降：阿尔茨海默病患者可能会出现命名障碍，如想不起“轮椅”这一名词，而用“轮车”代替，此外还有可能出现说话颠三倒四、让人听不明白的情况。除说话外，听、读、写等能力也可有下降。

（3）推理和判断能力下降：阿尔茨海默病患者可表现为不能区分事物的异同，不能进行分析归纳，思维缺乏逻辑性。在日常生活中，他们可能会做一些不符合逻辑的事情，例如把衣服放在冰箱里，或是看到窗外的太阳也仍然认为现在是晚上等。

（4）执行功能和处理复杂任务的能力下降：阿尔茨海默病患者可能会难以胜任以前比较费脑力的工作、不再会玩棋牌游戏、不会记账等，这与他们注意力分散、执行能力和计算能力等的下降有关。

（5）视空间功能下降：阿尔茨海默病患者可能会在经常走过的街区路口突然不记得该怎么走，或突然不知道自己在哪里，这与视觉空间障碍、定向力障碍有关。

（6）情感或性格异常：阿尔茨海默病患者可能会变得不爱与人交流、不爱参加社交活动，对周围事物总是表现得漠不关心，或容易发火，对人乱发脾气，甚至总担心或幻想家人会伤害自己等。

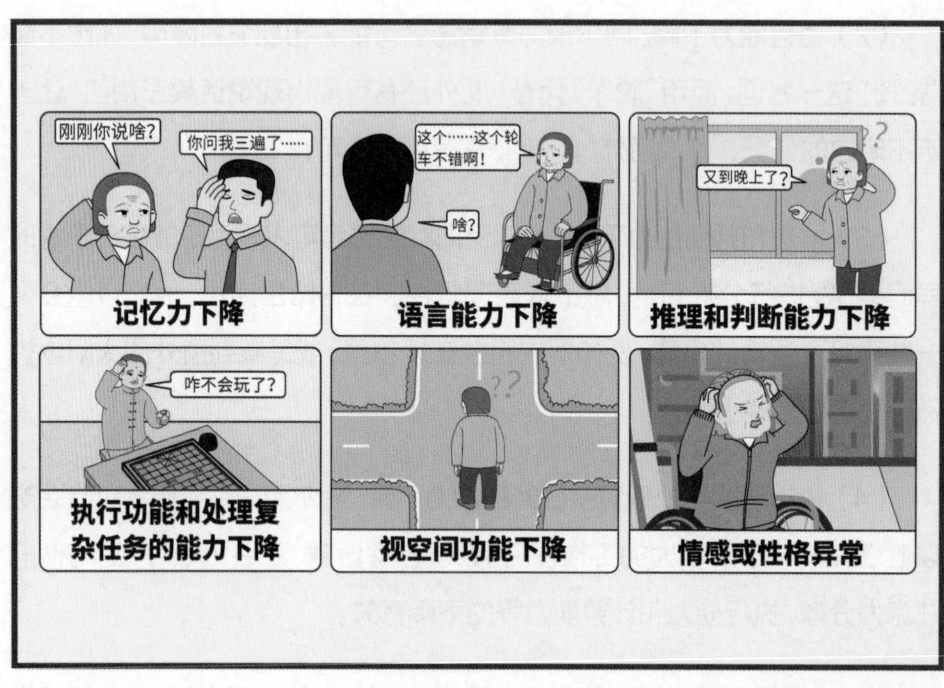
刚刚你说啥?
你问我三遍了……
记忆力下降
这个……这个轮
车不错啊!
啥?
语言能力下降
又到晚上了?
推理和判断能力下降
咋不会玩了?
执行功能和处理复
杂任务的能力下降
视空间功能下降
情感或性格异常

3. 阿尔茨海默病临床病程会持续多少年?

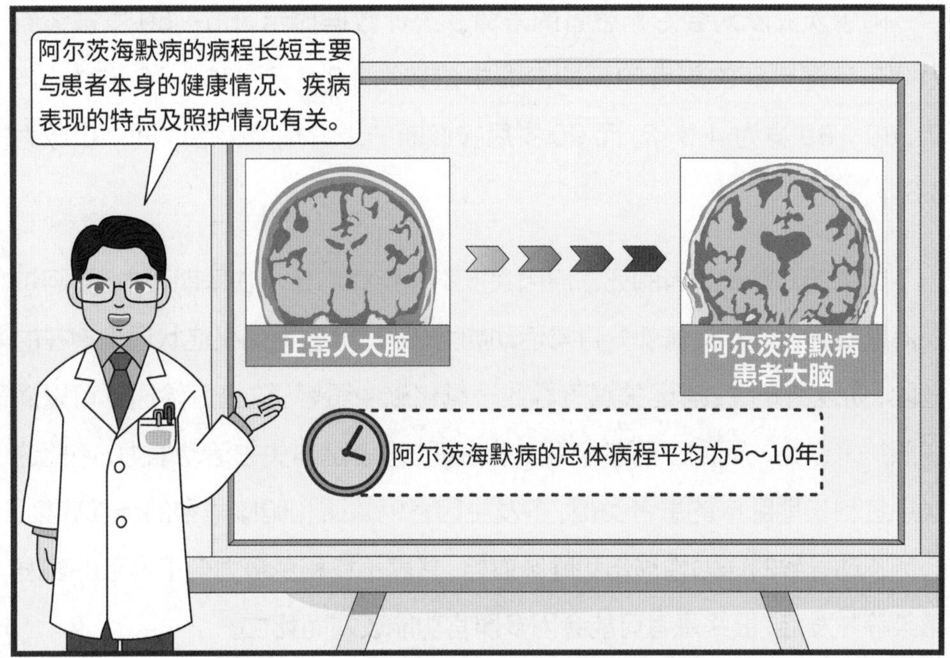

阿尔茨海默病的总体病程平均为 5 ~ 10 年，少数患者可存活 10 年或更长时间。阿尔茨海默病的病程长短主要与患者本身的健康情况、疾病表现的特点及照护情况有关。研究显示，发病年龄越早的阿尔茨海默病患者，通常与基因变异相关，进展速度快，治疗效果和预后结果也更差。同时，患有其他疾病也有可能影响病程长短，有研究显示，患有糖尿病的阿尔茨海默病患者的病情进展速度更快。此外，如果阿尔茨海默病患者在患病早期出现多种认知方面受损的情况或精神症状，如幻觉、妄想、多疑等，那么其病情的发展速度就会较快。当然，照护情况也会影响阿尔茨海默病的病程，为患者提供安全的生活环境、积极的情绪支持、细致的生活照顾能够有效延缓阿尔茨海默病的进展速度，提高患者的生活质量。

4. 阿尔茨海默病会影响寿命吗？

阿尔茨海默病会影响患者的寿命。统计数据显示，65～69 岁被诊断为阿尔茨海默病的患者的预期寿命中位数为 10.7 年，70～79 岁为 5.4 年，80～89 岁为 4.8 年，而 90 岁后被诊断的患者预期存活时间中位数为 3.8 年。

阿尔茨海默病患者的死亡原因大多不是疾病本身。在早期和中期，阿尔茨海默病患者仍然具备部分日常活动能力，但可能因为痴呆症状遇到潜在的危险，如迷路走失、忘记关煤气导致一氧化碳中毒等，这些危险通常可以通过照护来避免。而到了阿尔茨海默病晚期，患者基本失去活动能力，因此这类患者和长期卧床的患者类似，多发生因吞咽障碍和呛咳导致的肺部感染、卧床不动导致的压力性损伤和静脉血栓、营养不良和免疫力低下导致的多发感染等并发症，最终患者可能会因多器官功能衰竭而死亡。

总而言之，阿尔茨海默病患者的预期寿命主要来源于统计学的估计，实际上因人而异。给予细致的照料和积极的治疗可以最大限度地延长阿尔茨海默病患者的寿命。

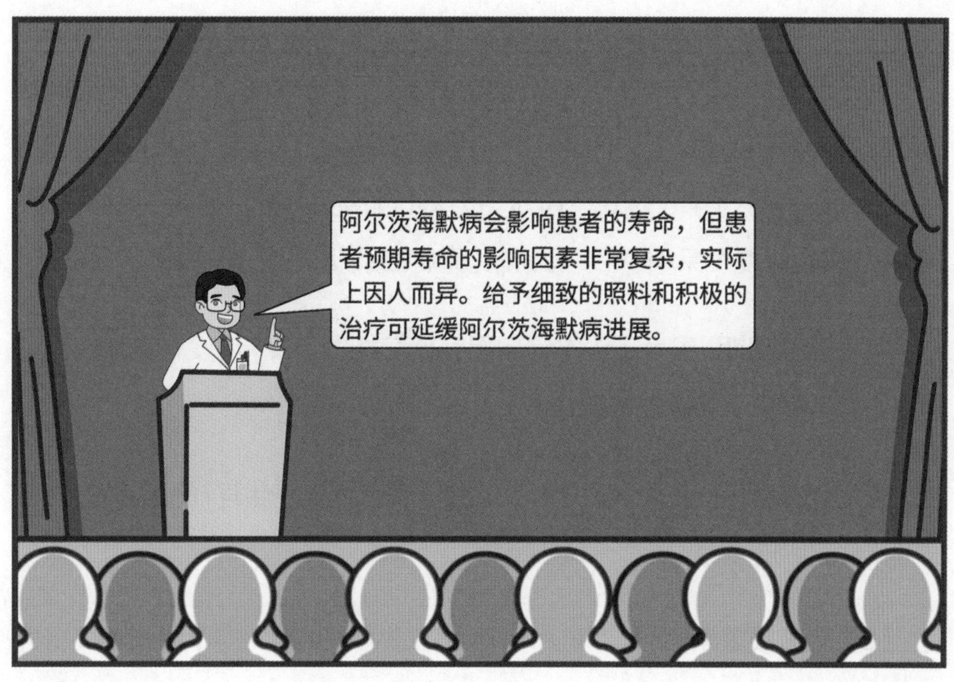
阿尔茨海默病会影响患者的寿命，但患者预期寿命的影响因素非常复杂，实际上因人而异。给予细致的照料和积极的治疗可延缓阿尔茨海默病进展。

5. 阿尔茨海默病会逐渐进展吗？分为几个阶段？

阿尔茨海默病的一大特点就是缓慢进展，早期迹象并不明显，随时间推移症状会越来越明确。《中国阿尔茨海默病痴呆诊疗指南（2020 年版）》将阿尔茨海默病的病程分为 6 个阶段，按认知程度分为无损害期、无症状期、轻度损害期、轻度痴呆期、中度痴呆期、重度痴呆期。

（1）**无损害期**：患者不会觉得自己有认知能力下降，也没有其他客观证据表明患者存在认知能力下降。

（2）**无症状期**：患者有主观认知功能下降情况，或伴有轻度精神行为方面的变化，但客观测试显示无认知障碍。

（3）**轻度损害期**：认知测试可以检测出患者认知能力的下降和精神行为的改变，但患者平时生活没有受到太大影响，一些复杂的脑力活动可能受到影响，如工作、学习效率下降。

（4）**轻度痴呆期**：患者会出现不止一种认知域的障碍，疾病已对其日常生活产生明显的影响，但患者基本可以独立生活，可能在外出购物、打电话时需要帮助。

（5）**中度痴呆期**：患者的认知能力下降更加明显，而且基本无法独立生活，可能离开家就会走失，无法完成做饭、洗衣等家务，也会忘记部分家人的名字，不再知道当下的季节和所处的地点。

（6）**重度痴呆期**：患者生活受到严重的影响，完全依赖他人的帮助，无法完成如吃饭、洗澡、排便之类的基本活动，也可能无法与人沟通交流，无法知道周围发生了什么事情。

不同阶段的阿尔茨海默病患者面临着不同的问题和风险，因此了解阿尔茨海默病的分期有利于及时察觉疾病的进展，以便作出科学应对。

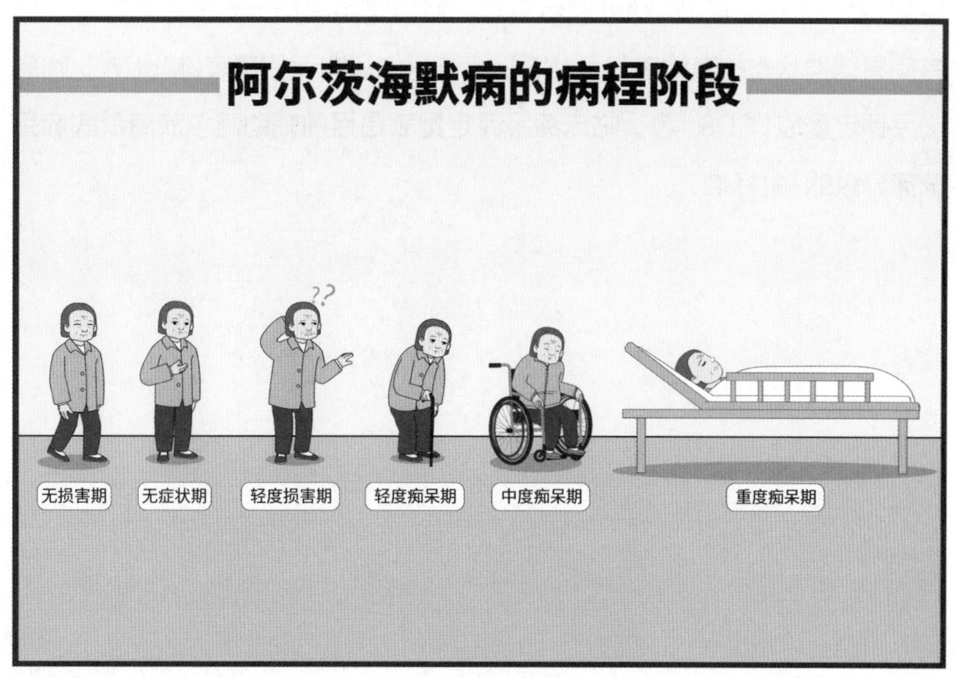

6. 如何判断阿尔茨海默病的严重程度？

临床上，主要根据患者的临床表现及辅助检查结果综合判断阿尔茨海默病的严重程度。根据患者认知损害的程度，阿尔茨海默病的严重程度可以分为轻度、中度、重度。轻度患者的临床表现主要为记忆力下降，首先出现近期记忆减退，后出现远期记忆减退，也可出现视空间障碍；中度患者的临床表现除记忆减退外，可有工作、学习能力减退，推理和判断能力下降，可有精神和行为异常，日常生活需要他人辅助；重度患者除有上述症状外，还无法完成简单的生活事项如穿衣、进食，日常生活完全依靠他人照料。

阿尔茨海默病的辅助检查包括神经心理评估量表测试以及 PET-CT、头颅 MRI、血液、尿液、脑脊液检查等。目前常用的神经心理评估量表主要有简易精神状态检查量表（MMSE）、蒙特利尔认知评估量表（MoCA）、临床痴呆评定量表（CDR）等。临床痴呆评定量表是目前辅助阿尔茨海默病痴呆临床分级的“金标准”。

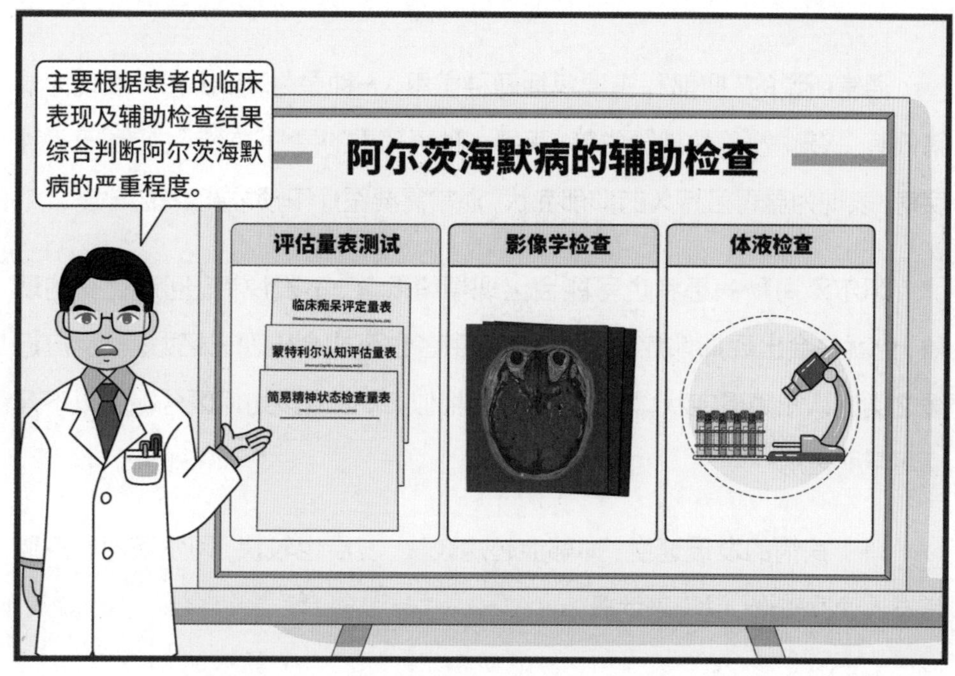
主要根据患者的临床表现及辅助检查结果综合判断阿尔茨海默病的严重程度。
阿尔茨海默病的辅助检查
评估量表测试
影像学检查
体液检查
临床痴呆评定量表
蒙特利尔认知评估量表
简易精神状态检查量表

7. 阿尔茨海默病与抑郁所致的假性痴呆有何区别？

通常所说的“抑郁”，主要包括两种意思，一种是“抑郁状态”，表现为情绪低落、兴趣减退、快感缺失等；而另一种更严重的是“抑郁症”，它属于一种疾病，表现为显著且持久的抑郁症状，通常需要医疗干预才能好转。

阿尔茨海默病患者也可能会出现情绪低落、不爱说话、回避社交的现象，也就是会出现抑郁症状，而抑郁症患者也可能会出现记忆力差、反应迟缓之类的认知障碍症状，两者有时表现相似，那么应该如何区分呢？以下几点可帮助鉴别：

（1）病情的发展速度：抑郁症起病较快，发展也较快；阿尔茨海默病通常发展速度较慢，以年来计算。

（2）情绪特点不同：抑郁症患者的情绪以低落和丧失兴趣为主；而阿尔茨海默病患者除了情绪低落外可能还有易怒、多疑等表现。

（3）认知状况不同：抑郁症患者认知的测评结果可能时好时坏，忘记的事被提醒后可以回忆起来；但是阿尔茨海默病患者的认知状况通常是进行性恶化的，忘记的事即使被提醒后也想不起来。

（4）临床检查结果不同：通常阿尔茨海默病患者的影像学检查结果会有变化，体液检查的特异性指标会呈现阳性；而抑郁症患者的检查无明显改变或无阳性结果。

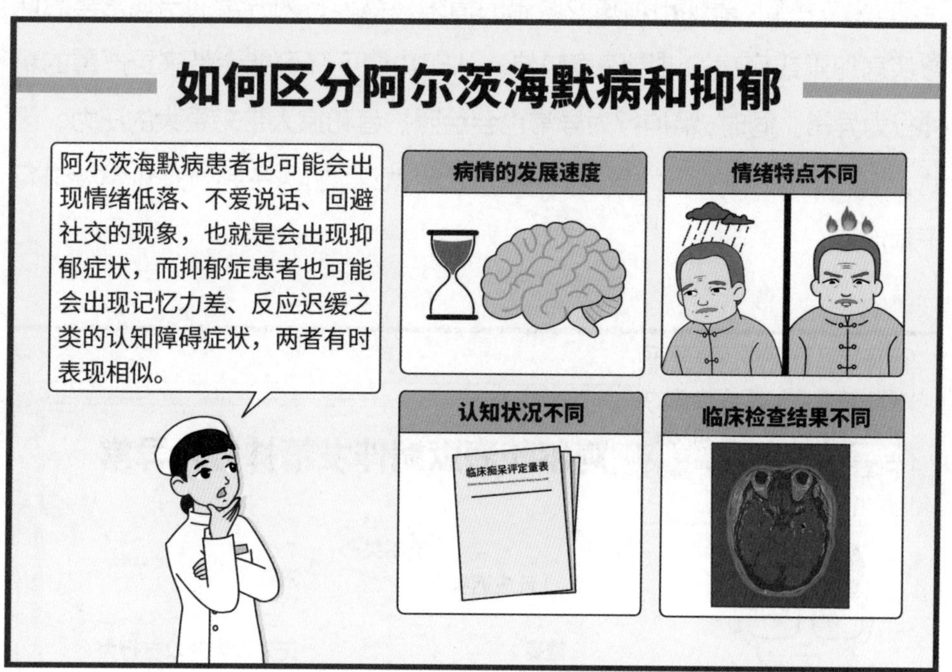

8. 阿尔茨海默病会伴随精神症状吗？

阿尔茨海默病会伴随精神症状，如多疑、激越、抑郁、幻觉、谵妄（精神错乱、语无伦次、情绪激动）、反应迟钝或漠不关心、易激惹等，这些症状被总称为阿尔茨海默病的精神行为异常。其中最常见的是多疑和激越，多疑主要表现为患者怀疑身边的亲人想要“谋害”自己而拒绝吃药或看病，怀疑周围人偷自己的东西，怀疑配偶有不贞行为等；激越可表现为患者在房间里来回走动、坐立不安，表现出烦躁或紧张的情绪。精神行为异常的出现常常意味着疾病加重或疾病的进展速度较快。认知功能下降可能会带来更严重的精神行为异常。同时，精神行为异常也会给照护者和家人带来更大的压力。因此，当患者产生精神行为异常时，建议及时就诊，由医生判断是否需要进行干预治疗。

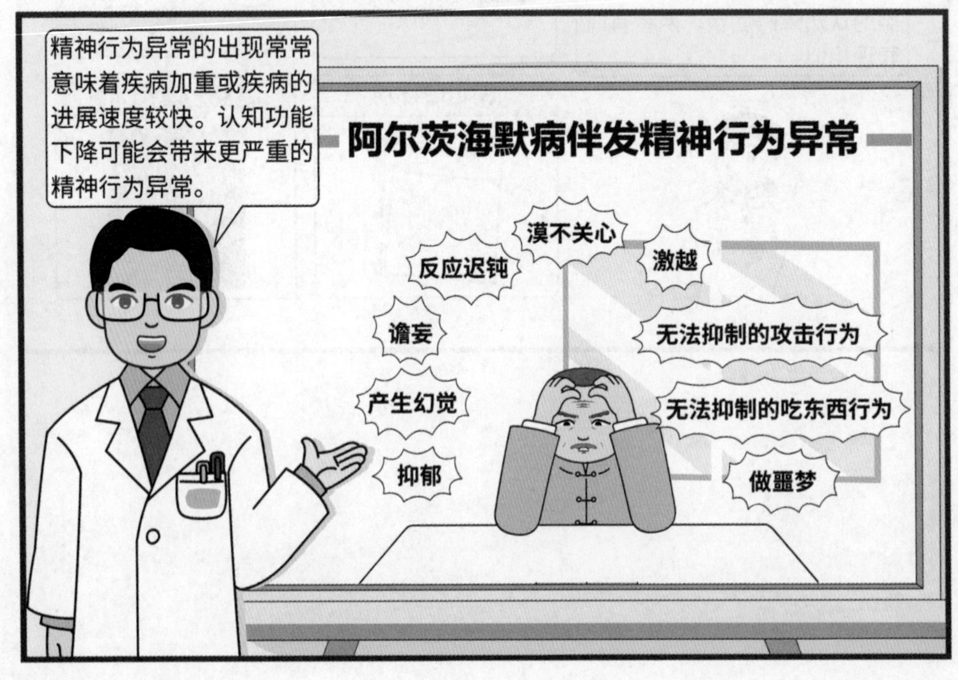

9. 阿尔茨海默病会引起性格改变吗？

阿尔茨海默病会引起一定的性格改变。患者可能会变得孤僻、冷漠、缺乏社交能力，逐渐失去以前的爱好和兴趣。需要注意的是，此处所说的性格改变是与之前的性格相对比而言的改变。性格改变主要与阿尔茨海默病的症状及脑内发生的改变相关。由于思维缓慢、逻辑能力受损，患者常常会跟不上对话的思路，久而久之便放弃沟通，变得孤僻、沉默不语。阿尔茨海默病患者因其认知能力无法达到过去享受兴趣、爱好的水平，也就渐渐放弃了一些爱好和兴趣。疾病晚期，由于大脑的损伤，会造成“失抑制”的现象，即个人行为的内部约束机制被解除的状态，患者可能会出现以下表现，如光明正大地在超市里偷东西，在公共场合随意大小便，就诊时随心所欲地离开诊室，或表现为躁狂、性欲亢进、摄食过度等，即使被人指出问题后也不会认识到错误或感觉难堪等。

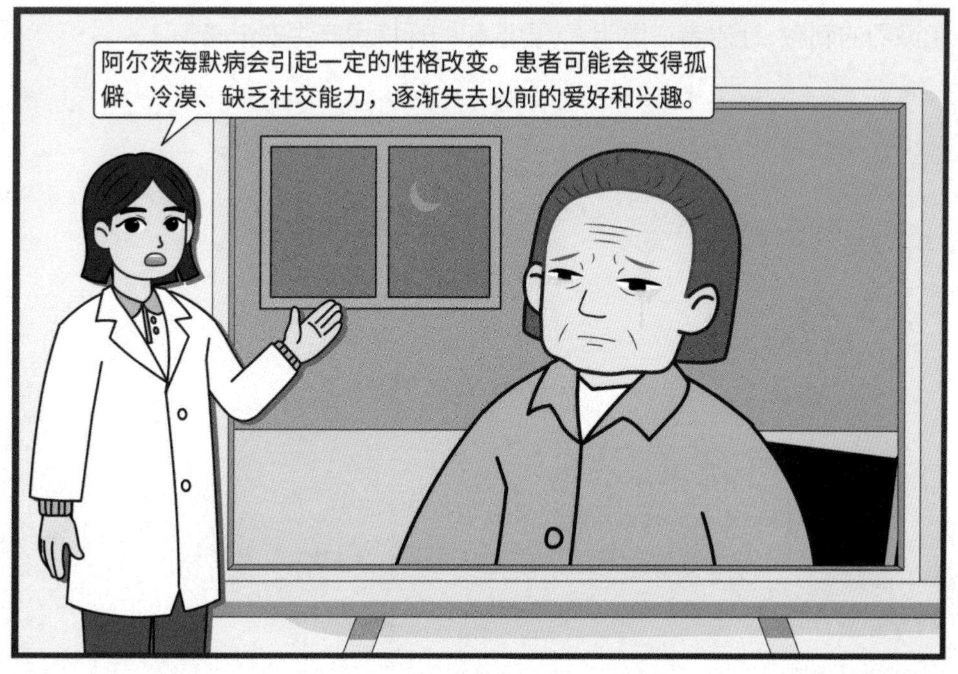

10. 什么是“日落综合征”？

很多患有痴呆的老年人会在日落时出现精神行为异常，如幻听、幻视、焦虑、暴躁，这一系列症状被称为“日落综合征”。

日落综合征的发病主要与人的昼夜节律有关。人的情绪和精神在不同的季节、不同的时间段可能会有不同的状态，这是“生物钟”的作用，也就是人体内有一个“无形的钟表”。昼夜节律就是其中的一种，如清晨时心情通常积极向上，而傍晚时通常会感到安静和疲劳。但是在患有疾病的老年人体内，这种“生物钟”会紊乱，也就是在傍晚本该休息的时候，患者被自己的“生物钟”唤醒，变得兴奋或激动，也更容易发生精神行为异常。

当患者出现日落综合征时，可以为其提前开灯或使用更亮的灯光，在傍晚时陪伴患者，适当进行一些轻松的活动，分散其注意力，避免过大的噪声和激烈的刺激，让患者在更明亮、更温和的环境里产生安全感。

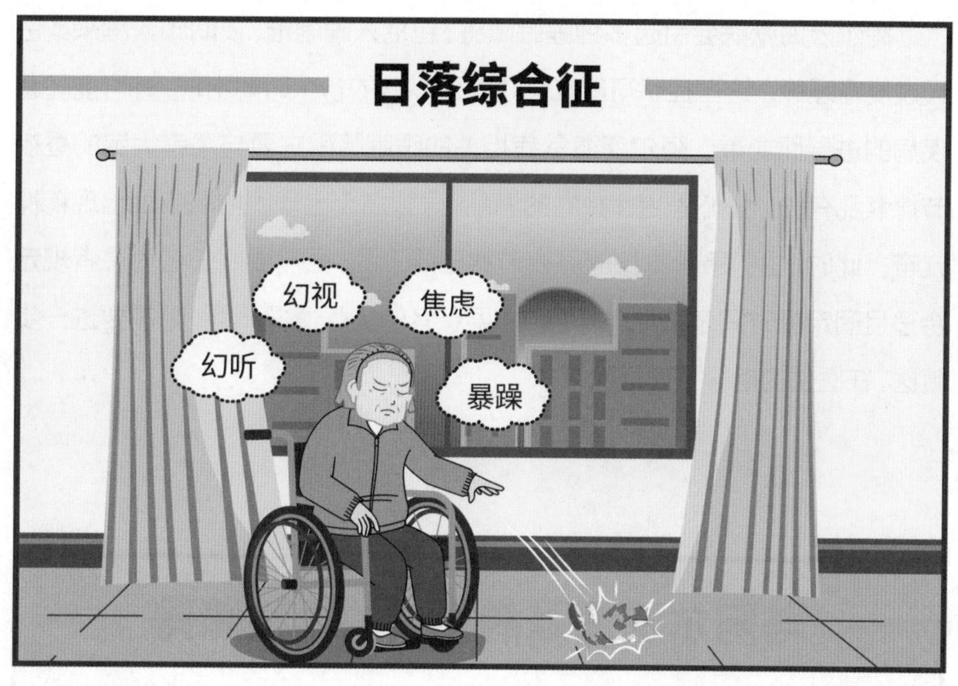
日落综合征
幻视
焦虑
幻听
暴躁

11. 阿尔茨海默病会引起睡眠障碍吗？

阿尔茨海默病会引起多种睡眠障碍，包括入睡困难、夜间频繁醒来或白天过度嗜睡等。这些症状可能在阿尔茨海默病的各个时期出现，并可能随着疾病的进展而加重。阿尔茨海默病相关的睡眠障碍主要与患者大脑的昼夜节律紊乱有关，也就是"生物钟"的紊乱，导致白天出现困倦和夜晚出现精神亢奋。此时，由于患者本身的昼夜节律已经紊乱，更需要照护者为患者规定合适且固定的时间表来规律作息，如果患者的失眠情况严重，则需要进一步就医，在医生的指导下进行治疗。

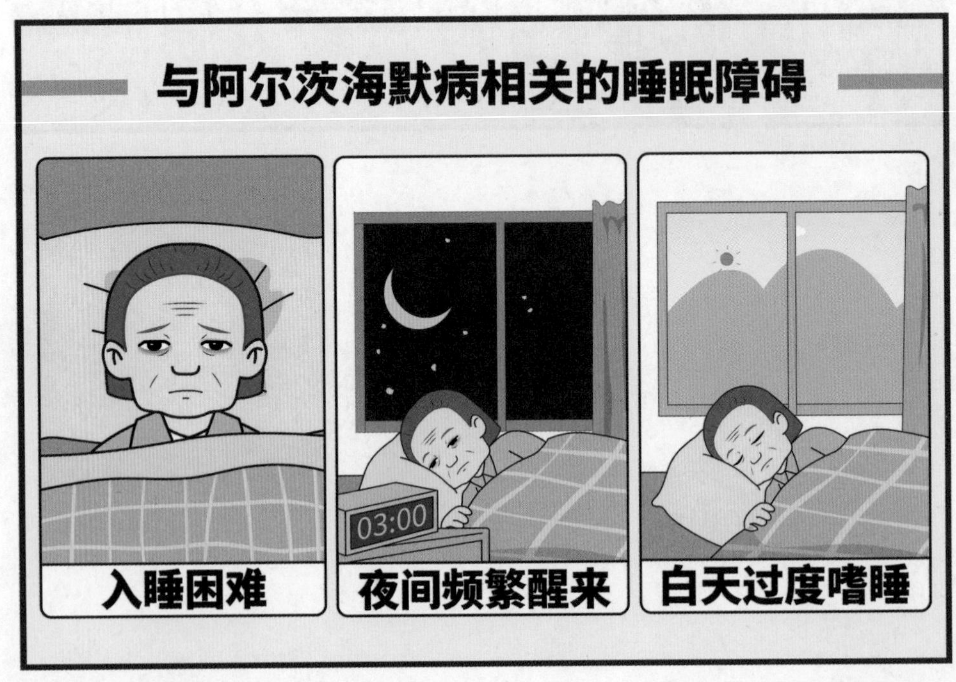

PART 3

第三篇

就诊篇

1. 担心自己患有阿尔茨海默病应该怎么办？

担心自己患有阿尔茨海默病往往是因为自觉有记忆力下降的表现，而阿尔茨海默病因其发病率高、知晓度广，容易成为患者首先联想到的疾病。随着年龄的增加，人体的诸多功能，包括记忆力等认知功能，可能会有不同程度的下降，如何区分良性的遗忘和疾病导致的遗忘，需要经过专业医生的评估。疾病导致的记忆力等认知功能的下降也有很多种原因，包括阿尔茨海默病、路易体痴呆、额颞叶痴呆、脑血管病、脑炎、创伤、焦虑、抑郁等。如果发现自己的记忆力下降比较明显，担心自己患有阿尔茨海默病，应尽早前往专科门诊或住院进行全面的评估，可以选择神经内科或老年医学科就诊，寻求专业的诊断和治疗。

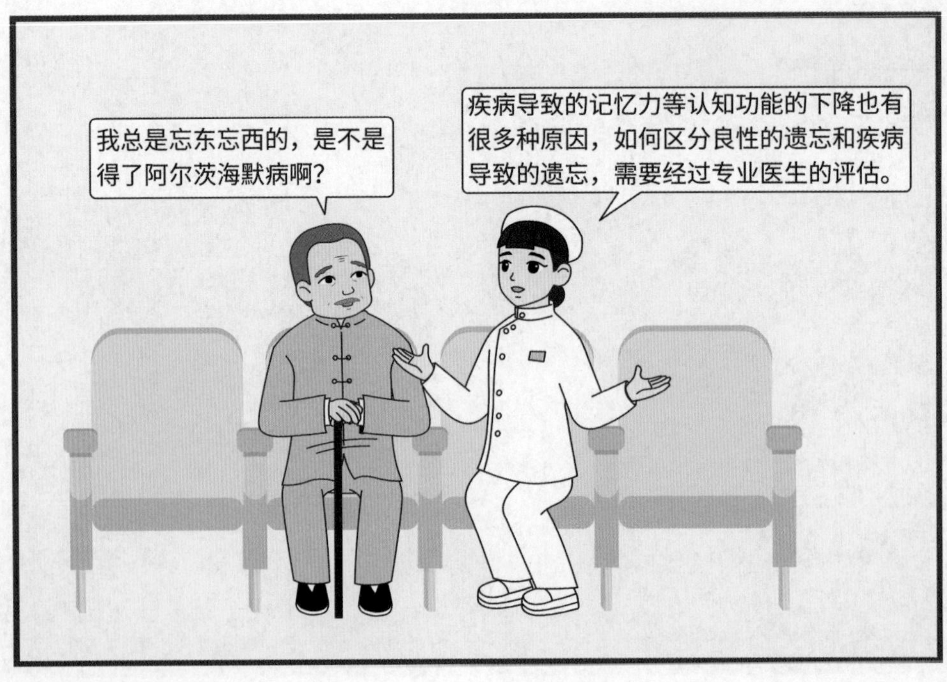

2. 阿尔茨海默病患者就诊必须到三甲医院吗？

阿尔茨海默病患者就诊不一定要去三甲医院。阿尔茨海默病的诊断依赖于详细的病史问诊和生物标志物的检测。只要就诊的医院有相应的检测能力，接诊的医生有相应的学习经历和诊治经验，大多数的阿尔茨海默病患者都能得到专业的评估和治疗。一些症状不典型但怀疑是阿尔茨海默病的患者，可以转诊至更高一级医院进一步明确诊断。

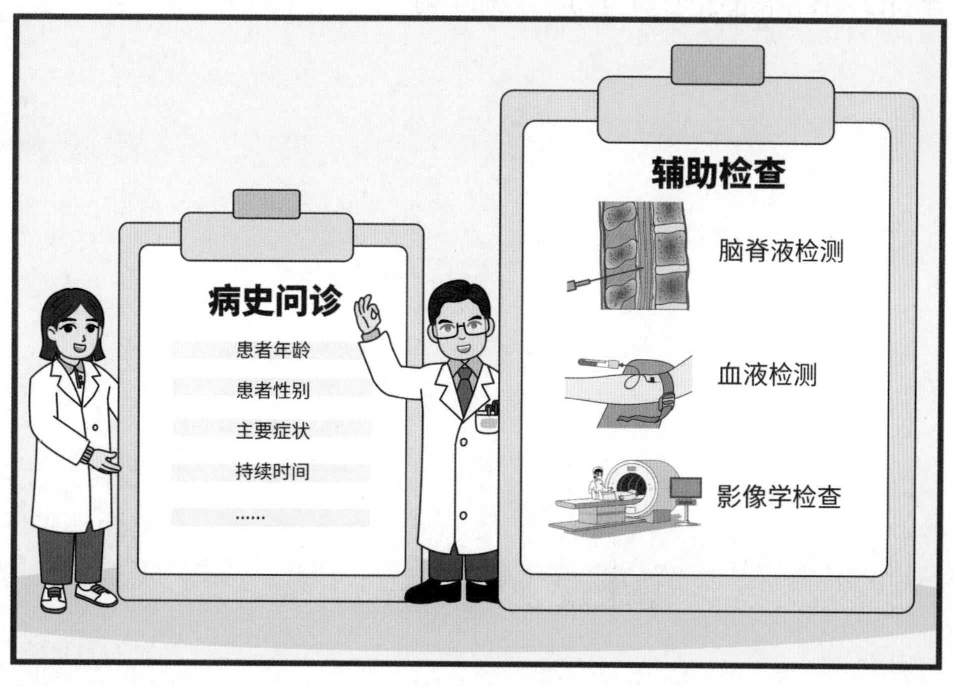

3. 如何早期诊断阿尔茨海默病？

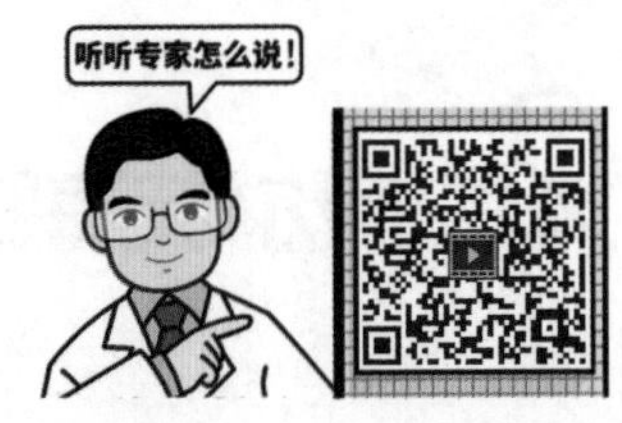

阿尔茨海默病早期诊断需要医生和患者一起努力。阿尔茨海默病的早期阶段患者可表现出记忆力下降、解决问题的能力下降（如不能很好地完成曾经会的工作、做事情的速度变慢、不能同时处理多个事情等）、睡眠障碍等症状。此外，视空间障碍也可能会在早期出现，表现为患者不认识路、容易走失等。当出现这些症状时，家属应及时带患者到医院就诊，将病情详细地描述给接诊医生，以利于医生作出诊断。

值得注意的是，阿尔茨海默病患者往往不能很好地描述病情，所以家属在就诊之前最好能够仔细回忆患者的异常之处，如忘事的频率、忘记的具体内容、容易出现记忆问题的时刻等，并加以整理和记录。这些细节有利于医生对疾病作出诊断和鉴别，并进行早期干预。

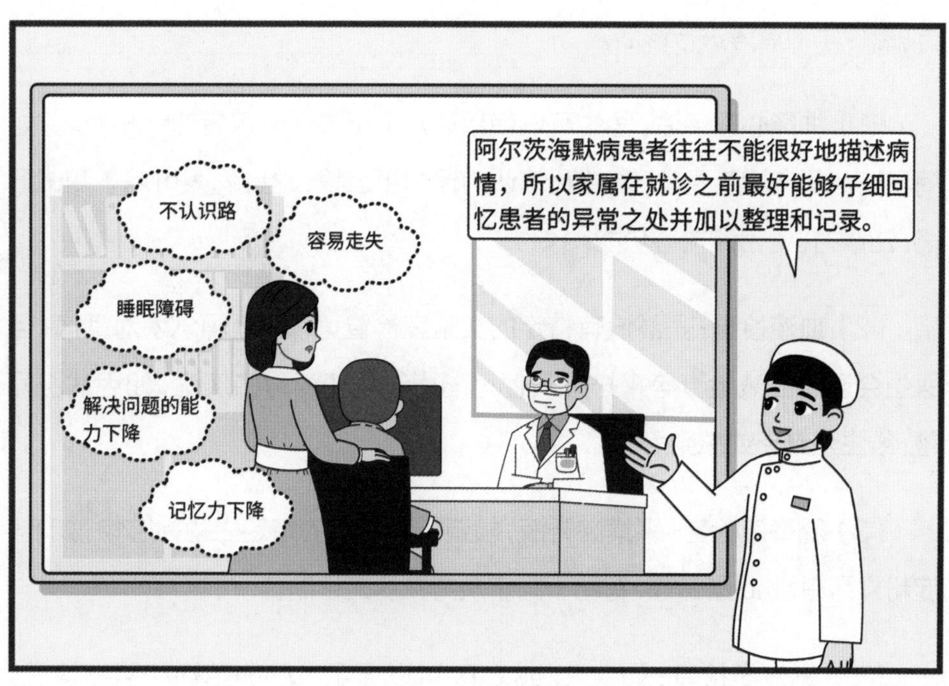
阿尔茨海默病患者往往不能很好地描述病情，所以家属在就诊之前最好能够仔细回忆患者的异常之处并加以整理和记录。
不认识路
容易走失
睡眠障碍
解决问题的能力下降
记忆力下降

4. 诊断阿尔茨海默病需要做哪些医学检查?

医生除了询问病史之外，还需要结合神经心理评估、血液和脑脊液检查、影像学检查等进行诊断。

（1）**神经心理评估**：医生可以使用认知测试来评估患者的认知功能，如简易精神状态检查量表、蒙特利尔认知评估量表等，这些量表可用于测试记忆、注意力、语言和执行功能。

（2）**血液检查**：虽然没有特定的实验室检查可以诊断阿尔茨海默病，但医生会通过血液检查等来排除其他可能引起认知障碍的疾病，如甲状腺问题、维生素缺乏或感染等。

（3）**脑脊液检查**：采集脑脊液，检查脑脊液中的特定生物标志物，如β-淀粉样蛋白、tau 蛋白等，有助于阿尔茨海默病的诊断。

（4）**影像学检查**：如 MRI 或 CT，可以显示大脑的结构和萎缩情况，有助于排除其他脑部疾病，同时还可以检测阿尔茨海默病可能引起的脑部变化。

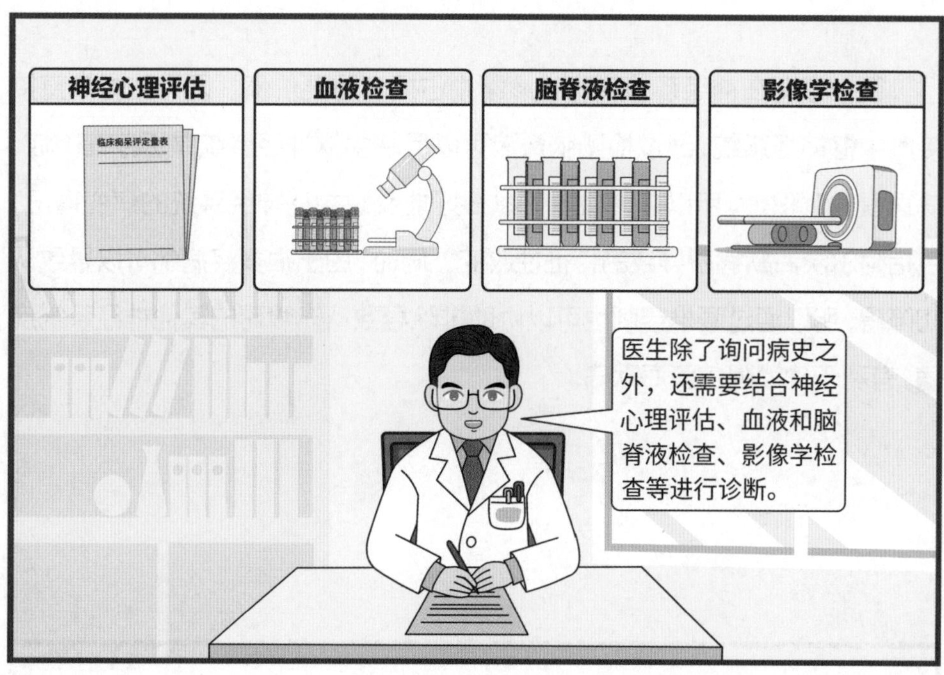
神经心理评估
血液检查
脑脊液检查
影像学检查
临床痴呆评定量表
医生除了询问病史之外，还需要结合神经心理评估、血液和脑脊液检查、影像学检查等进行诊断。

5. 腰椎穿刺对于阿尔茨海默病的诊断是必要的吗？

腰椎穿刺在神经系统疾病的诊断中占据有重要价值。因为脑脊液直接接触中枢神经系统，通过检测脑脊液可以反映中枢神经系统是否存在炎症、病理蛋白沉积等，所以这种检查可以很好地反映中枢神经系统的病变情况，包括阿尔茨海默病所导致的特征性改变。同时，由于很多疾病都可以导致认知障碍，所以通过腰椎穿刺也可以协助排除导致认知障碍的其他神经系统疾病，有利于确诊阿尔茨海默病。

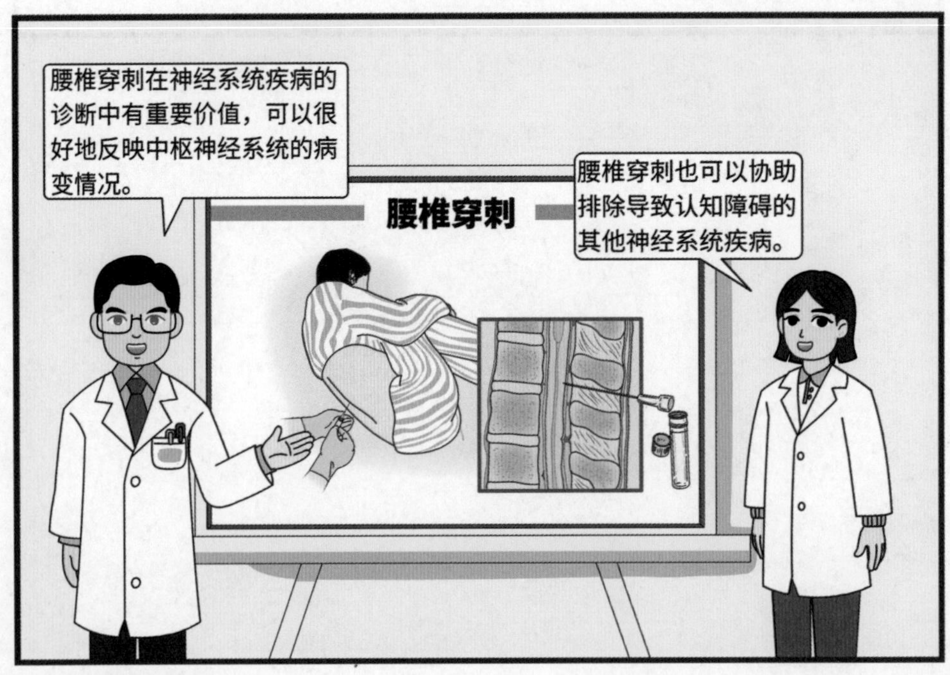

6. 神经心理评估量表检测有什么作用?

神经心理评估量表能够在一定程度上反映人的精神状态和认知功能，是目前广泛应用且受临床医生认可的精神和认知评估方式。常见的神经心理评估量表包括简易精神状态检查量表（MMSE）、蒙特利尔认知评估量表（MoCA）、临床痴呆评定量表（CDR）、抑郁自评量表（SDS）、焦虑自评量表（SAS）、生活能力量表等。

这些量表可以评估患者的认知水平、是否有抑郁或焦虑、生活能力如何等，是临床诊断中的重要参考；也可帮助临床医生判断就诊者是否有认知障碍、认知障碍的严重程度，以及评估治疗的效果。

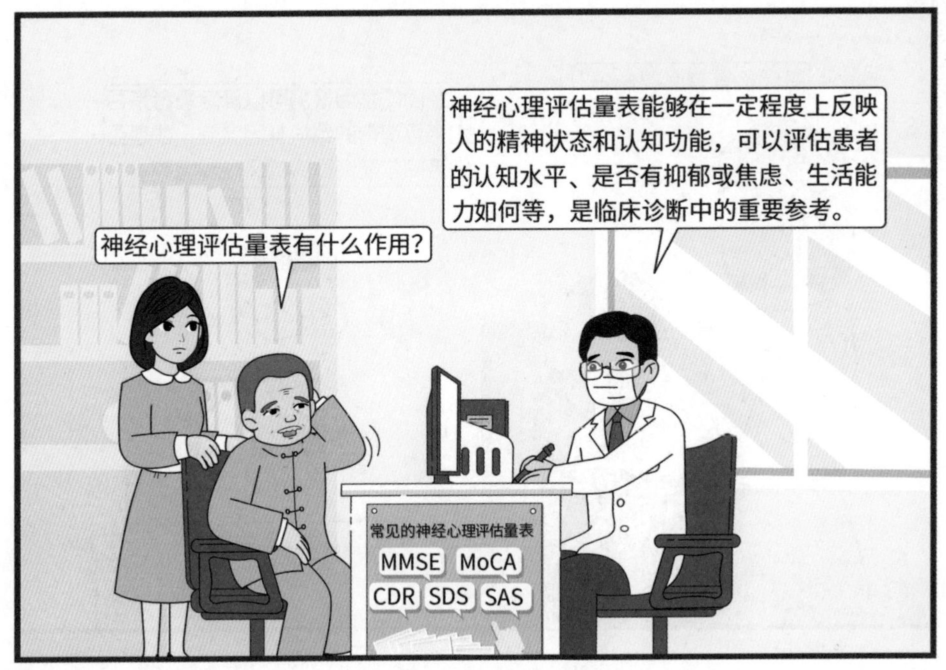

7. 基因检查有必要做吗？

阿尔茨海默病患者中有少数患者是早发型阿尔茨海默病或有阿尔茨海默病家族史的，这些患者携带致病基因突变的可能性比较大，建议做全面的基因检测，以确定是否携带可遗传的致病基因突变，或携带阿尔茨海默病的风险基因等。

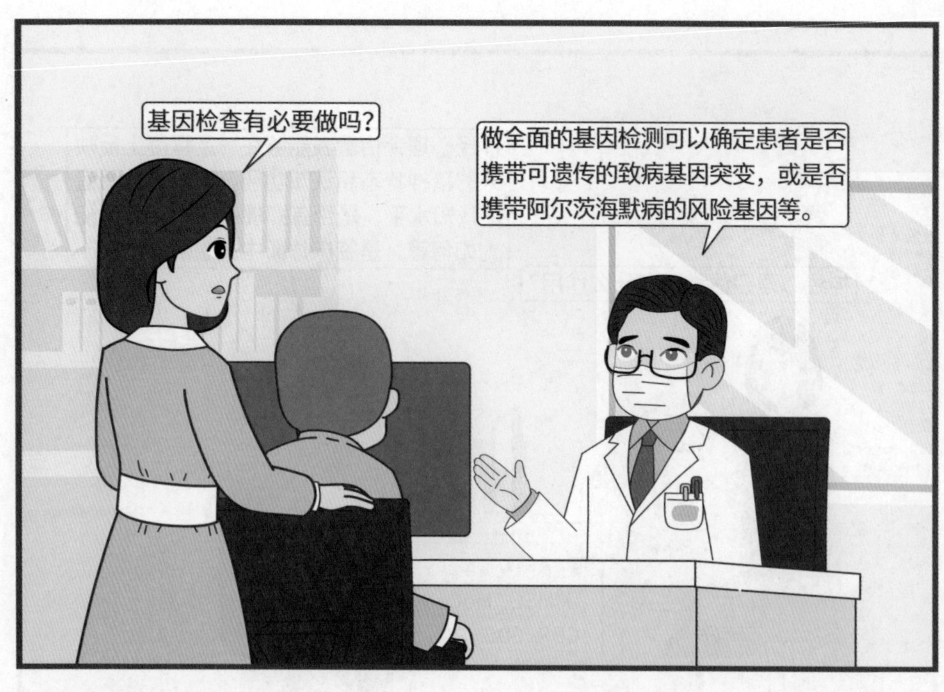

8. 什么是 PET-CT？有必要做吗？对人体伤害大吗？

PET-CT 是一种医学影像学检查，它结合了正电子发射断层显像（PET）和计算机体层成像（CT）技术。CT 能够精确地识别病变的位置并展示其形状结构，而 PET-CT 将两种技术融合，同时展示病变的功能代谢和解剖形态，生成 PET-CT 图像。

在进行 PET 检查时，会使用相应的放射性示踪剂，通过病灶对示踪剂的摄取来反映对应标志物的变化。在代谢相关或肿瘤的检查中，通常采用 ^{18}氟－氟代脱氧葡萄糖（^{18}F-FDG）来反映对应部位的代谢情况，而在阿尔茨海默病的检查中，除了查看葡萄糖代谢情况外，也会使用相应示踪剂来反映 β- 淀粉样蛋白和 tau 蛋白的病理性沉积，这对于诊断阿尔茨海默病的意义重大，它可以监测大脑内不同区域的病理性蛋白沉积和代谢的变化，从而帮助确诊疾病以及评估病变程度。

PET-CT 对人体的潜在影响主要来自射线，一方面是在扫描过程中使用的 CT 设备产生的辐射，另一方面是在检查过程中摄入的放射性核素的影响。一次 CT 扫描所产生的辐射量非常少，对人体的损伤可以忽略不计。放射性核素的剂量也是在人体可接受的安全范围内。患者可以在检查后多喝水或牛奶，以及多吃新鲜蔬菜和水果等提升身体的代谢效率。另外，由于孕妇和儿童对辐射更敏感，注意在 PET-CT 检查后 24 小时内尽量减少接触孕妇和儿童。

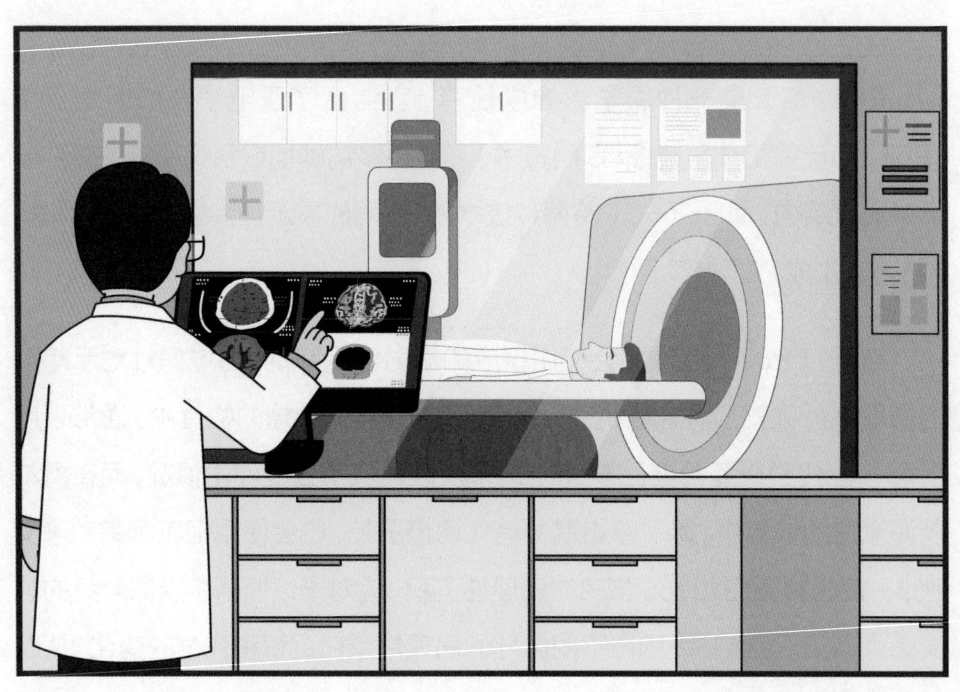

9. 患有血管性痴呆还会患有阿尔茨海默病吗？

血管性痴呆主要是由脑梗死、脑出血、脑小血管病等脑血管病导致的，由于血管病变引起神经元损伤，导致患者出现认知功能下降，患者在出现记忆力下降的同时，可能还会出现肢体功能障碍、流涎、呛咳等。阿尔茨海默病则是因为特征性病理蛋白的沉积，伴随神经元的功能受损和死亡。两者在起病模式上也有区别，阿尔茨海默病起病隐匿，正常情况下难以确定发病的具体时间，并且随着年龄的增长症状会渐进性加重，在早期容易被忽视。而血管性痴呆因其常常伴随脑血管事件，如脑卒中后出现血管性痴呆，所以容易确定发病的具体时间。

虽然血管性痴呆和阿尔茨海默病是两种不同的疾病，但它们可以共同存在于某些患者身上。有部分痴呆患者同时患有血管性痴呆和阿尔茨海默病，这被称为混合性痴呆。混合性痴呆的症状可能比单一类型的痴呆更严重，并可能导致更快的认知功能下降和更差的预后。因此，对于可能患有混合性痴呆的患者，医生通常需要进行更详细的评估和诊断，以制订更有效的治疗方案。

阿尔茨海默病与血管性痴呆的鉴别要点

	阿尔茨海默病	血管性痴呆
患者性别	女性多见	男性多见
病程	进展性，持续进行性发展	波动性进展
自觉症状	少	常见，头痛、眩晕、肢体麻木等
认知功能	全面性痴呆，人格损害	局灶性损害，人格相对保留
伴随症状	精神行为异常	局灶性神经系统症状与体征
神经心理评估	突出的早期情景记忆损害	情景记忆损害常不明显，执行功能受损常见
CT/MRI	脑萎缩	脑梗死灶或出血灶
PET/SPECT	颞、顶叶对称性血流低下	局限性、非对称性血流低下

虽然血管性痴呆和阿尔茨海默病是两种不同的疾病，但它们可以共同存在于某些患者身上。

10. 家里有多名直系亲属有阿尔茨海默病病史，自己也会得阿尔茨海默病吗？

阿尔茨海默病可分为散发性阿尔茨海默病和家族性阿尔茨海默病。家族性阿尔茨海默病往往可以找到明确的致病基因突变。
DNA

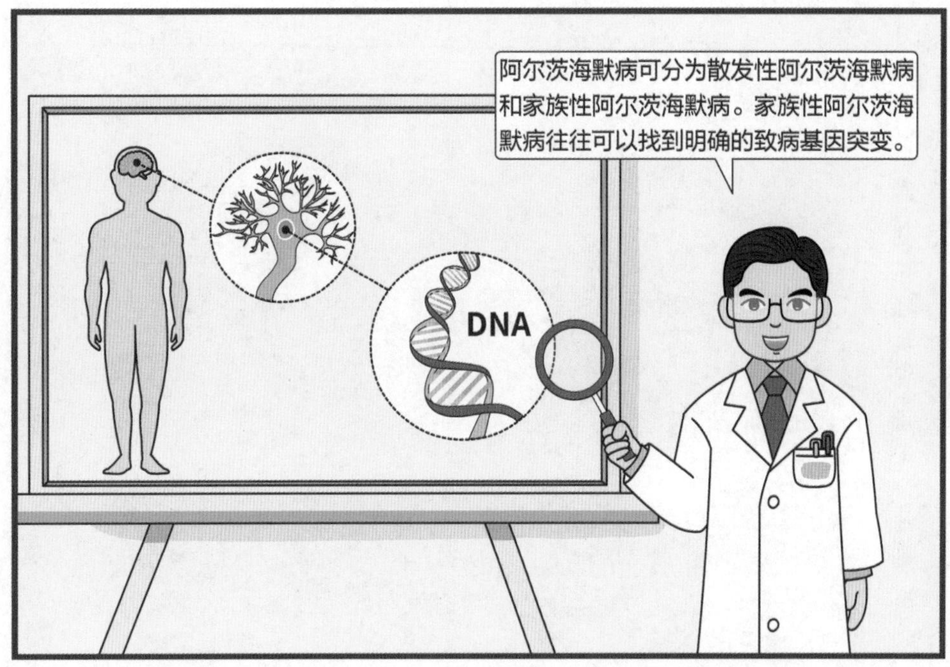

如果家里多名有血缘关系的亲属患有阿尔茨海默病，那需要警惕存在家族性阿尔茨海默病的可能。

尽管 *APP*、*PSEN1*、*PSEN2* 基因突变仅导致 5% 以下阿尔茨海默病病例，但这些突变的发现显著增加了临床上对阿尔茨海默病基本病理生理学的认识。大多数基因突变携带者都会表现出症状。除此之外，携带 *APOE ε4* 也会增加阿尔茨海默病的患病风险。因此，当家族中出现多位亲属患有痴呆的情况时，应及时到专科门诊就诊，将亲属的疾病情况、亲属与患者的关系详细告诉医生，以便医生对疾病的遗传性进行判断，同时需要完善基因检测，以明确其他暂未发病的家族成员的发病风险，以利于医生综合评估。

PART 4

第四篇

治疗篇

1. 阿尔茨海默病可以治愈吗？

阿尔茨海默病目前无法治愈。作为一种神经退行性疾病，目前还没有任何方法可以完全阻止这一过程，这意味着该疾病目前还无法被彻底治愈。早期识别，有效控制疾病进展，降低其对患者生活质量的影响，是目前医学研究努力的方向。

阿尔茨海默病可以治愈吗？
作为一种神经退行性疾病，阿尔茨海默病会导致患者的脑神经细胞进行性衰老并死亡，但目前还没有任何方法可以完全阻止这一过程。

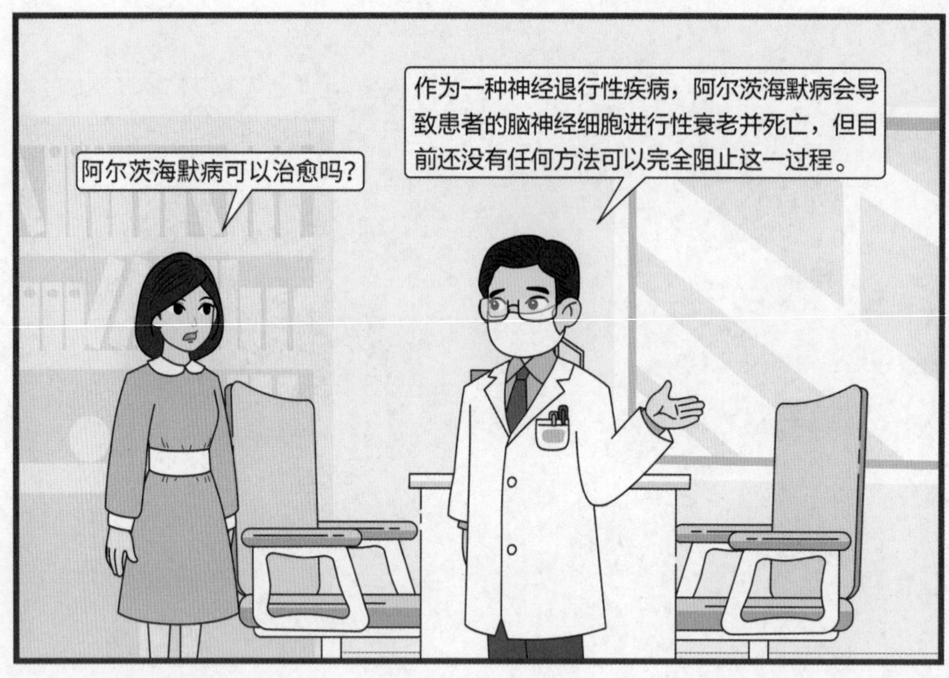

2. 阿尔茨海默病的最佳治疗期是什么时候?

阿尔茨海默病的病程可以分为三大阶段：临床前期、轻度认知障碍期和痴呆期。其中，痴呆期又可以根据严重程度进一步分为轻度痴呆期、中度痴呆期和重度痴呆期。上述阶段中，在临床前期和轻度认知障碍期进行干预效果最好，即治疗越早效果越好，这样可以最大限度地延缓疾病的发生和进展。

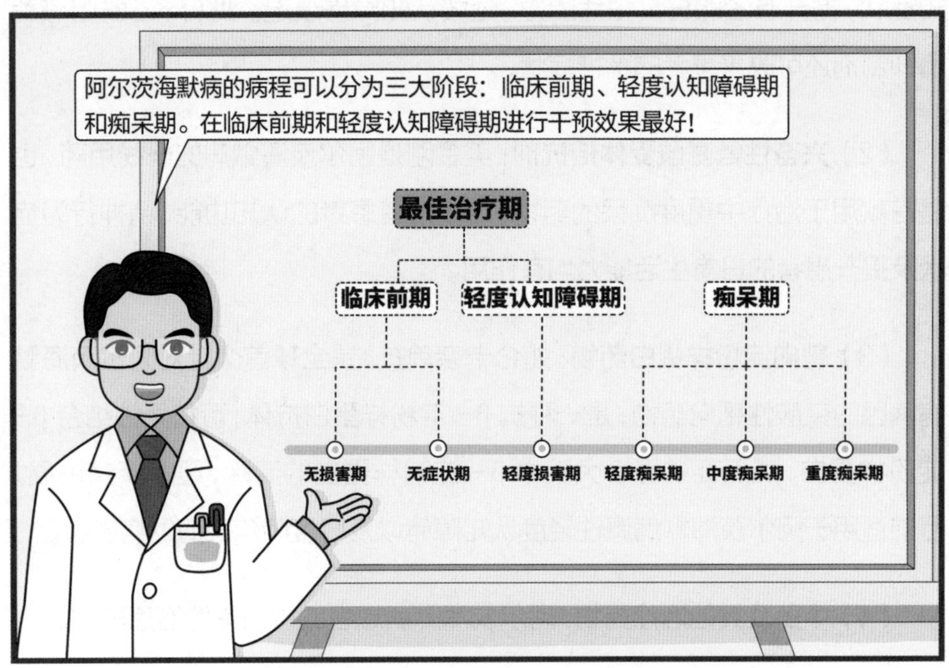

加深对阿尔茨海默病的认识，有利于早发现早治疗，以起到最佳的治疗效果，最大限度地提高患者的生活质量。患者发现症状后，应尽早到专科门诊就诊。对于有高风险因素的人群，即使症状没有出现，也应采取生活方式干预，延迟或避免疾病的发生。

3. 阿尔茨海默病有相应的药物治疗吗？

如果明确诊断了阿尔茨海默病，应遵医嘱服用相应的药物。与人们以为的阿尔茨海默病“无药可吃”不同，有不少药物可以帮助改善患者的认知和其他功能。目前阿尔茨海默病的治疗药物有以下几类：

（1）**乙酰胆碱酯酶抑制剂**：这是目前治疗阿尔茨海默病的一线用药，包括多奈哌齐、卡巴拉汀、加兰他敏和石杉碱甲。这些药物可以减轻患者的认知症状，提升患者的日常生活能力，延缓认知障碍衰退。此外，乙酰胆碱酯酶抑制剂还可改善患者的精神症状。

（2）**兴奋性氨基酸受体拮抗剂**：美金刚是阿尔茨海默病的一线用药，也是首款用于治疗中重度痴呆的药物，对于改善患者的认知功能、精神行为症状及提升患者的日常生活能力均有作用。

（3）**靶向淀粉样蛋白药物**：如仑卡奈单抗，是全球首个针对阿尔茨海默病病因的突破性靶向药物，是一种抗 β- 淀粉样蛋白抗体，可特异性结合 β- 淀粉样蛋白，从而促进患者大脑中 β- 淀粉样蛋白的清除，缓解疾病进展。目前适用于阿尔茨海默病源性轻度认知障碍以及轻度阿尔茨海默病患者。

（4）**中药及其他治疗药物**：阿尔茨海默病患者的协同辅助治疗药物。

市场上存在很多“标榜”可以治疗痴呆的药物，但并不是所有这些药物都是有效的。需要注意的是，一些曾经被推崇为可以治愈痴呆的“神奇”药物或方法，事实上并没有充足的科学证据来支持它们的有效性，甚至可能存在危险性。这些药物或方法可能会导致副作用或病情加重，因此患者和家属需要保持警惕并咨询专业医生的建议。

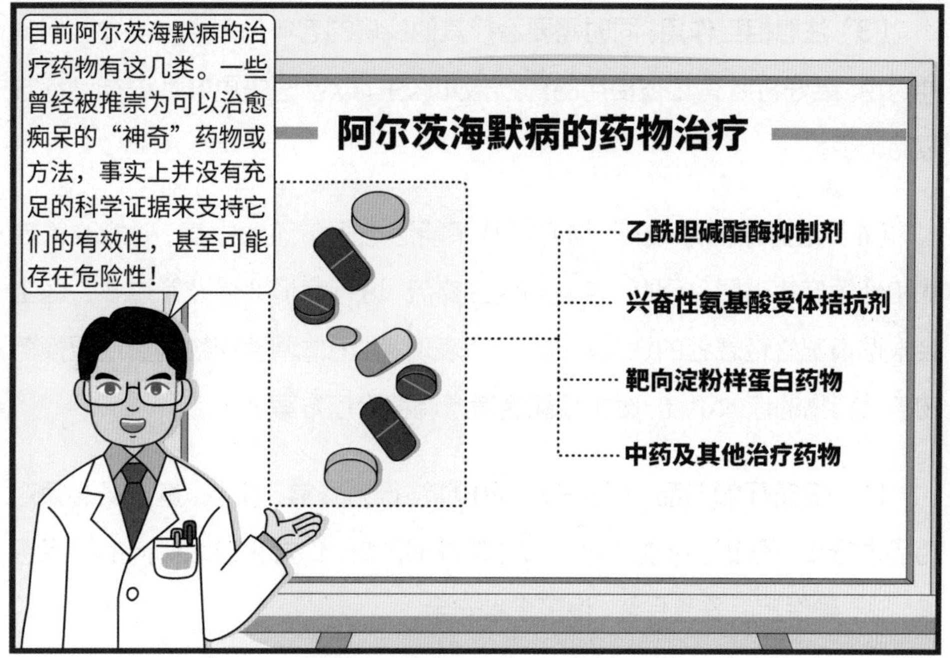

4. 阿尔茨海默病的药物治疗有哪些注意事项？

（1）严格遵医嘱：阿尔茨海默病患者的用药需要在医生的指导下进行，药物治疗通常需要长期进行。

（2）避免遗忘、错服：患者常常会忘记服药、吃错药或重复服药。因此，在患者服药时最好有人陪伴，以监督患者将药物全部服下，并做好记录，以避免遗忘或错服。

（3）注意相互作用：同时需要治疗其他疾病的老年患者通常需要服用多种药物，最好将所有正在使用的药物告知医生，以便医生更好地进行治疗方案的调整。

（4）定期评估疗效：药物治疗并不能治愈阿尔茨海默病，只能改善症状和延缓疾病进展。因此，定期与医生交流，进行病情评估非常重要。医生会根据情况检查患者的认知功能、行为表现等，酌情调整药物剂量或更换药物。若药物的疗效不佳，医生可能会考虑调整治疗方案。

（5）妥善保管药品：患者常表现出精神行为异常，因此家庭成员必须对药品进行妥善管理，特别是对于那些伴有抑郁症、幻觉和自杀倾向的痴呆患者，需要确保药品妥善保管，保障患者安全。

（6）**观察不良反应**：患者在用药后可能无法表达其不适，因此，家属需要仔细观察患者是否出现不良反应。常见的不良反应有胃肠道不适、心率变慢、心慌等，尤其要注意与心脏相关的症状，当出现心脏相关的症状时，应立刻到专科门急诊就诊。

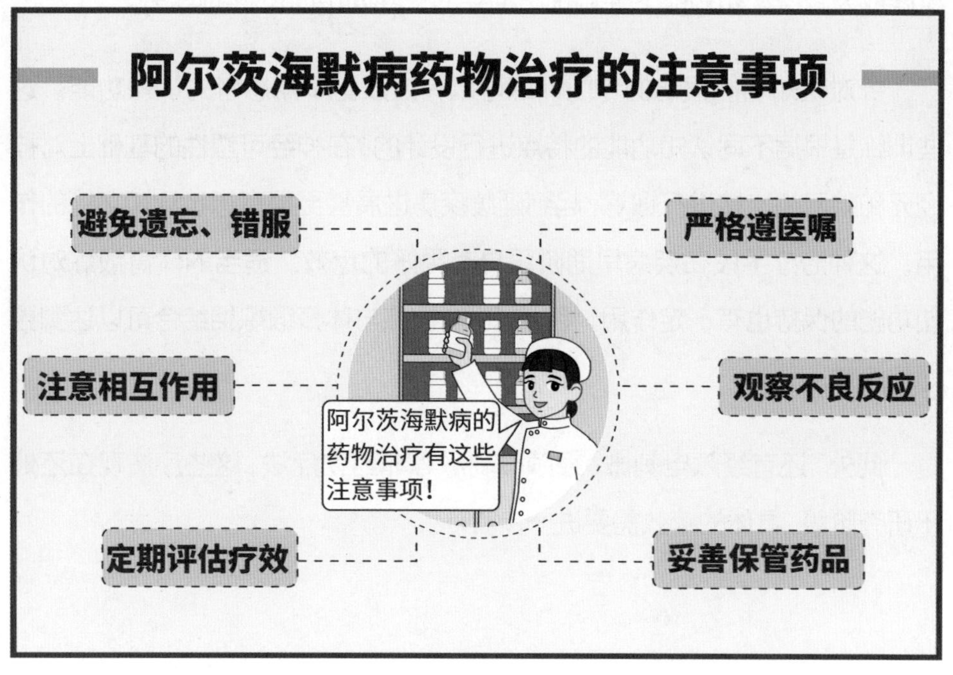

5. 除了药物治疗，阿尔茨海默病还有其他的治疗手段吗？

根据相关临床试验结果，生活方式干预对阿尔茨海默病患者具有积极影响。地中海饮食在提高整体认知能力方面具有一定作用，因此世界卫生组织建议采用此种饮食方式以降低认知功能下降和痴呆的风险。此外，确保良好的睡眠质量也可显著降低发生认知障碍的风险。因此，维持良好的睡眠质量可能成为减缓认知功能下降和预防痴呆的一种简单而可行的方法。

针对认知功能损伤的专门训练可以有效改善早期患者的认知功能。这些训练是根据不同认知功能的特点进行设计的，在神经可塑性的基础上对神经元和脑网络连接进行锻炼，起到延缓疾病进展甚至提高患者认知功能的作用。这种治疗手段在疾病早期阶段具有更好的疗效。适当的体育锻炼对认知功能的保持也有一定作用，将认知功能训练与体育锻炼相结合可以达到更好的疗效。

此外，还有经颅电刺激、经颅磁刺激等非药物疗法，这些疗法现在还处于研究阶段，具体的疗效需要进一步验证。

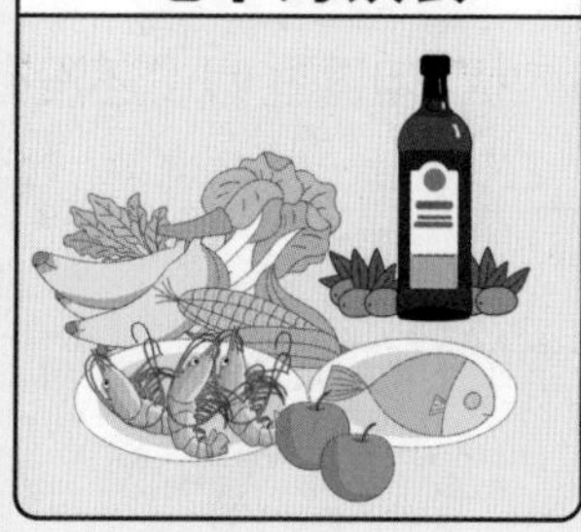
地中海饮食

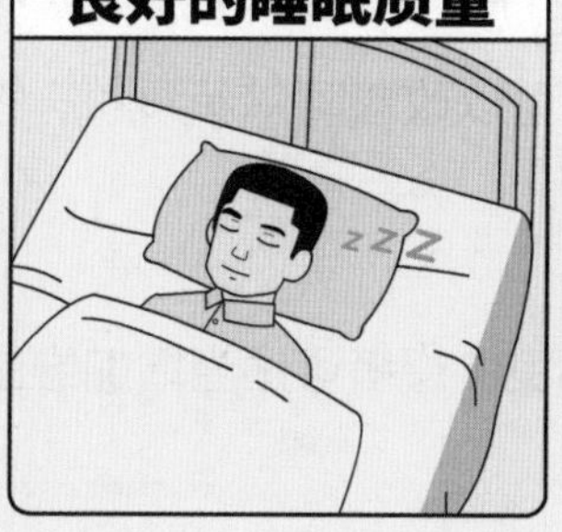
良好的睡眠质量

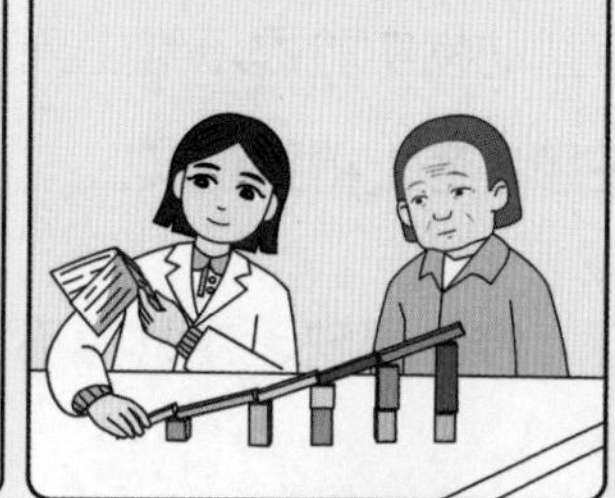
认知功能训练

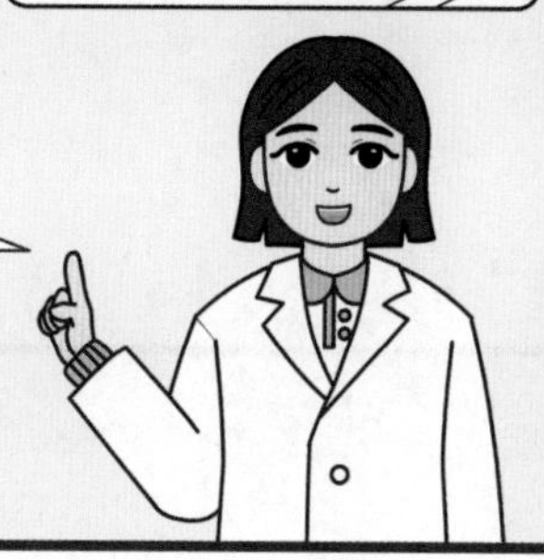
根据相关临床试验结果，生活方式干预对认知障碍患者具有积极影响。

6. 补充维生素可以治疗阿尔茨海默病吗？

目前暂没有足够的证据证明维生素对阿尔茨海默病有治疗效果。尽管维生素可以作为营养神经的物质，但这不代表着它对阿尔茨海默病有疗效。有些动物实验提示维生素可以改善阿尔茨海默病的症状，但这些假设还没有在患者身上得到证实。

维生素缺乏或营养不良的患者可适当增加维生素的补充摄入。

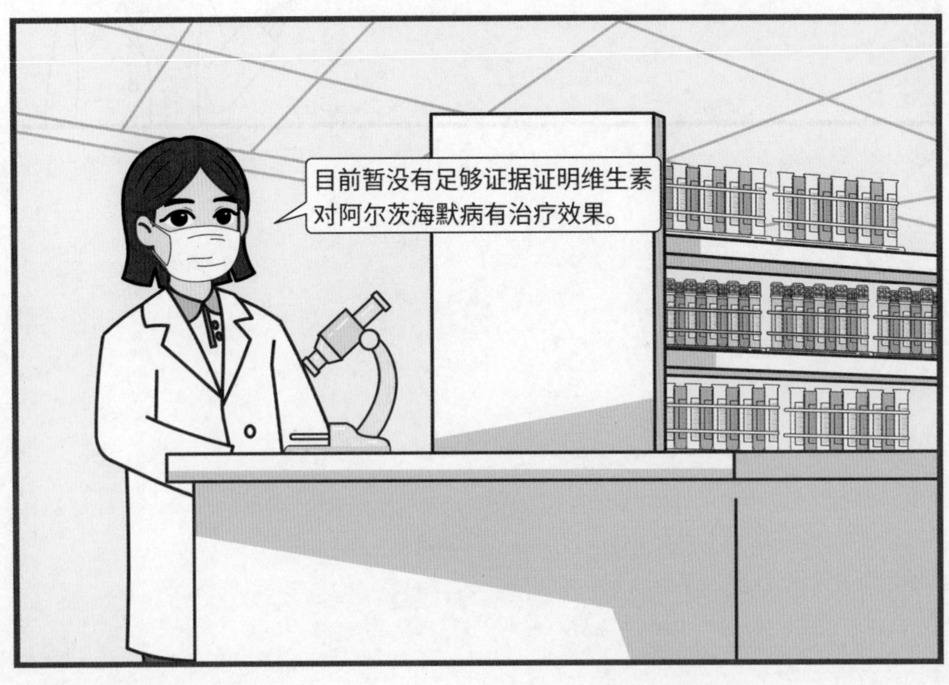

7. 如果阿尔茨海默病不能治愈，为什么还要就医？

听听专家怎么说！

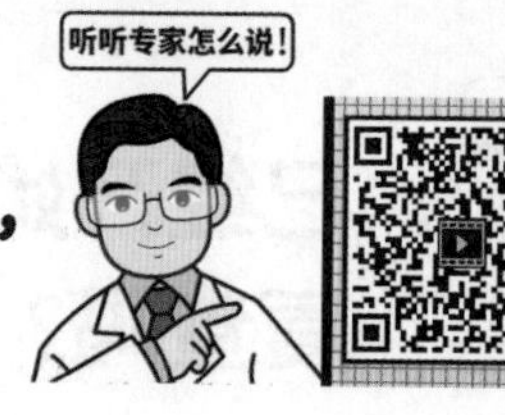

阿尔茨海默病患者就医主要有 2 个目的：明确诊断和治疗干预。部分患者虽然有认知功能下降，但未必患有阿尔茨海默病。很多疾病都可以导致认知功能下降，其中有些疾病确实像阿尔茨海默病一样没有特别好的治疗和控制的方法，但还有一部分疾病是可治愈的。因此，在出现认知障碍后，首先要做的就是明确诊断，如果是可治性疾病，则立刻给予适当的治疗，以免出现不可逆的损伤和后遗症。虽然阿尔茨海默病不能治愈，但也有相应的办法控制和改善患者的症状，尽量延缓疾病的发展，这对于患者和照护者都是有益的。

如果阿尔茨海默病不能治愈，那为什么还要去医院？
去医院主要有两个目的：明确诊断和治疗干预。

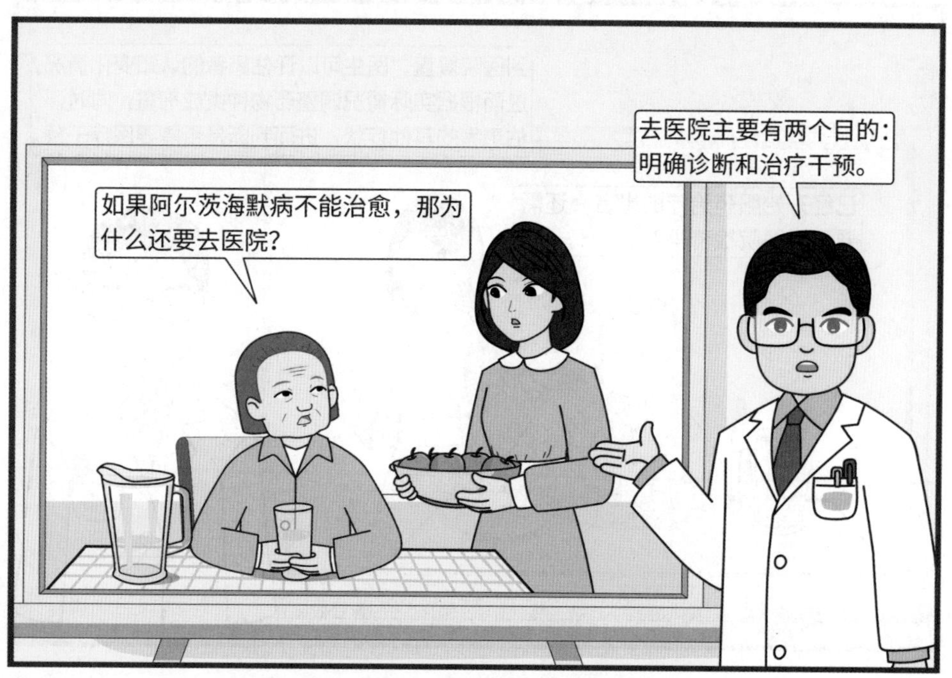

8. 已经开始服药治疗的患者，还需要到医院复查吗？

已经开始服药治疗的患者，最好定期去医院复查。

阿尔茨海默病患者的认知功能是逐渐下降的，在疾病的发展过程中还会出现其他症状，如精神行为异常，而且因为自知力下降，患者可能会忽视身体出现的不适。到医院复查，医生可以评估患者的认知变化情况，进而根据实际情况调整药物种类或剂量，同时评估患者的其他症状，进而判断是否需要医疗干预。

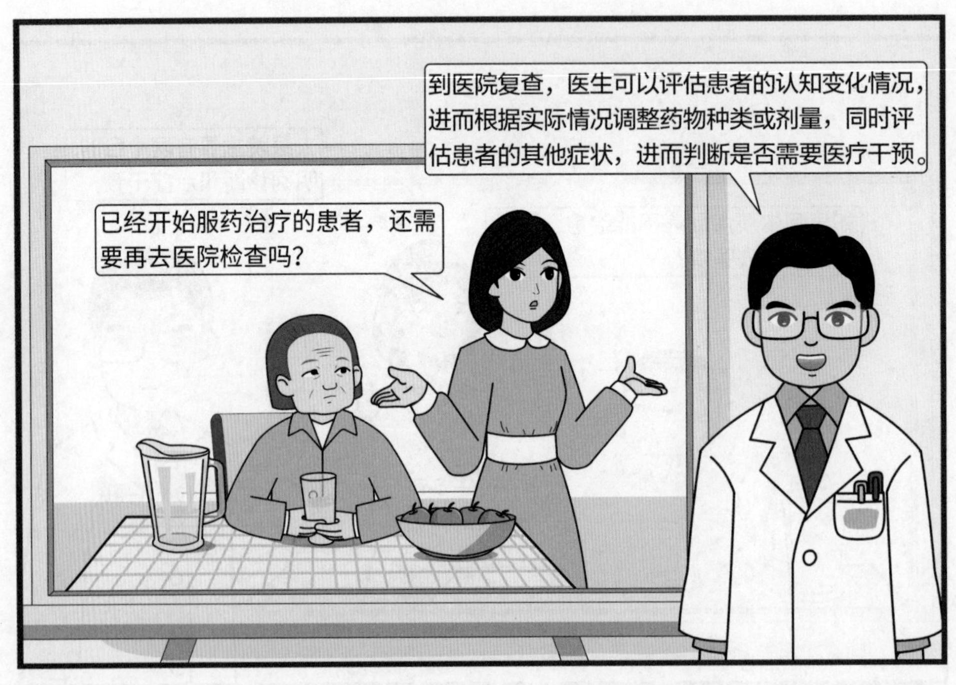

9. 在轻度认知障碍阶段，有哪些治疗方法？

（1）非药物治疗：进行适度的锻炼已被证实可以改善认知功能并且延缓认知功能下降，同时也可以提高神经系统的可塑性。基于神经可塑性原理，开展认知功能训练，可以提高患者的认知功能，延缓其向痴呆发展的速度。另外，保持良好的生活方式，如健康饮食、规律作息、充足睡眠等，都有利于认知功能的维持。

（2）药物治疗：听从医生的建议，对症选用相应的药物治疗，使用过程中应该遵循个体化原则，确保安全。

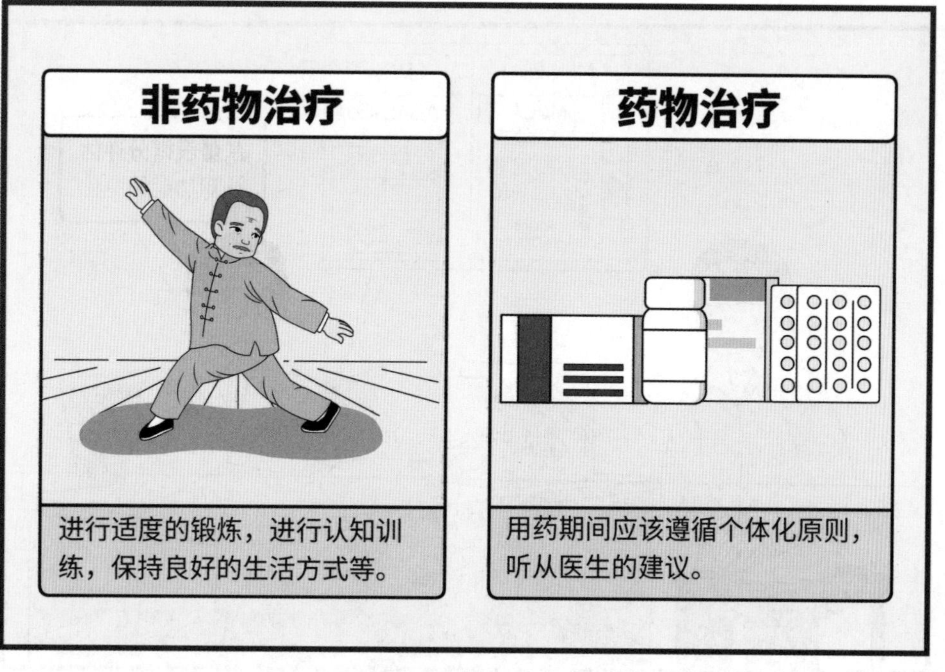

10. 如何评价阿尔茨海默病的治疗效果？

首先，家属或照护者对患者认知功能及日常生活能力的评估，可以反映患者平时的认知功能变化。同时，也需要客观的神经心理评估工具对认知功能进行系统的评价，如简易精神状态检查量表、蒙特利尔认知评估量表、临床痴呆评定量表、阿尔茨海默病评定量表－认知量表等。

在临床工作中，通常根据神经心理评估量表的得分对患者进行评估等。与患者或家属的主观感受相比，这些量表能够较客观地反映患者认知功能的变化。

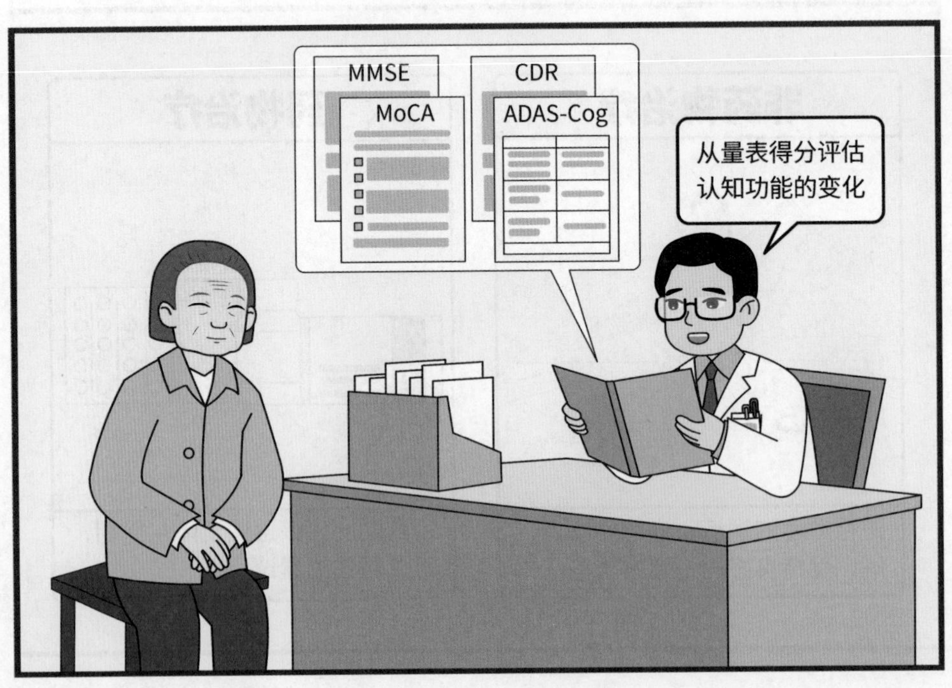

11. 如何应对阿尔茨海默病患者的精神异常？

对于阿尔茨海默病患者，精神症状是比较常见的伴随症状，有些患者可能在早期就会出现情绪性格改变，有些患者会在病程较晚期出现妄想、幻视、幻听等症状，甚至出现攻击行为。对于出现以上症状的患者，首先需要分析其出现精神异常的原因或诱因，由专科医生评估是否调整阿尔茨海默病相关药物，必要时也可由专科医生给予改善或控制精神症状的药物，以稳定患者的精神状态。在服用此类药物时，需要谨遵医嘱，避免少服或过量服用药物，且一定要注意将药物放在患者难以拿到的地方，以免出现意外。

对于出现这些症状的患者，可以尝试给予改善或控制精神症状的药物，以稳定患者的精神状态。
攻击行为
情绪性格改变
幻视
幻听
妄想

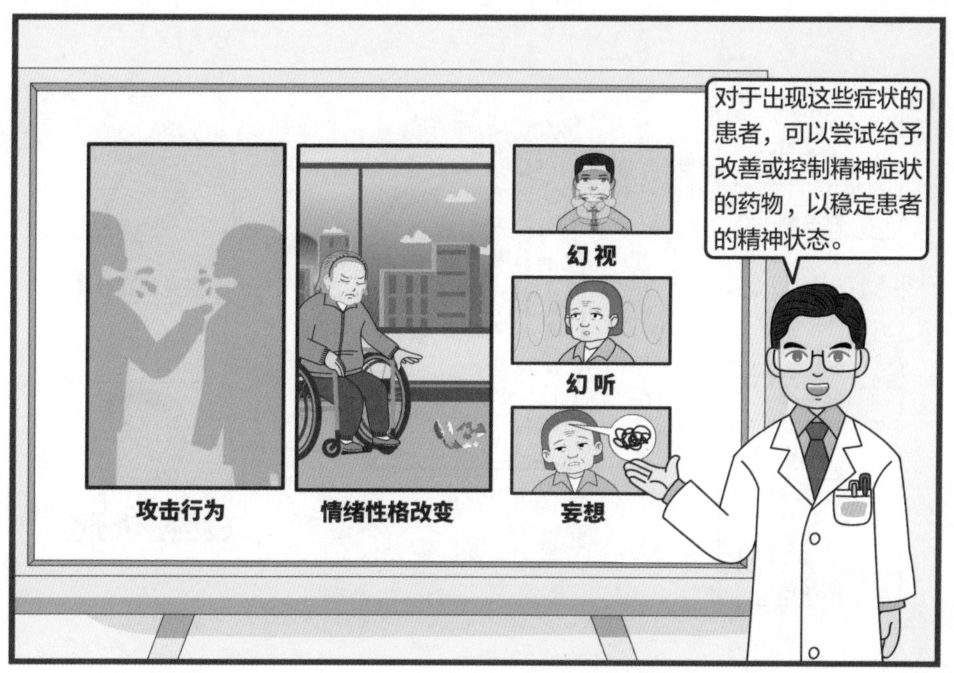

12. 如何延长阿尔茨海默病患者的生存时间?

在遵医嘱规范用药的基础上，加强照护可较好地延长阿尔茨海默病患者的生存期。对于阿尔茨海默病患者，疾病导致的认知功能下降往往并不是导致患者死亡的直接原因。对于中度阿尔茨海默病患者，走失、跌倒等会带来潜在的生命危险。对于重度阿尔茨海默病患者，长期卧床、营养不良等会造成患者免疫力低下，或导致压力性损伤，使患者极易发生感染而最终导致死亡。因此，预防跌倒、走失、痰堵、长期卧床、营养不良等情况的出现，可较好地保障患者的基本生存。

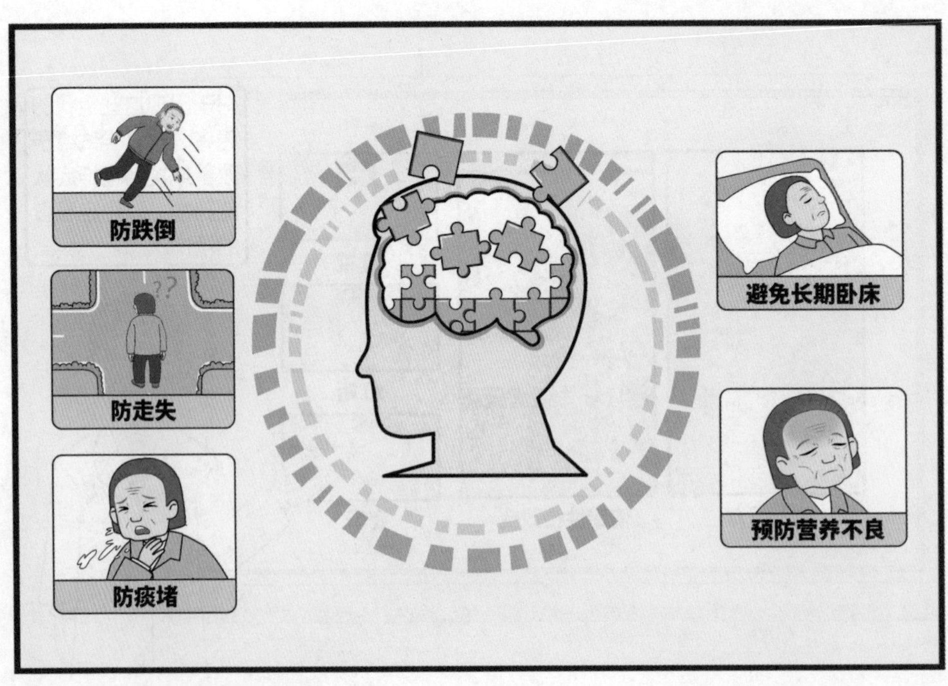

13. 哪些因素可以加重阿尔茨海默病的症状?

感染、营养不良、外伤、长期卧床、合并其他神经系统疾病等都可能加重阿尔茨海默病的症状。缺乏认知刺激也可能导致症状加重，所以保持活跃的社交生活和参与认知刺激的活动可能对减缓病情有帮助。同时，心理健康问题，特别是抑郁和焦虑，可能会加重阿尔茨海默病患者的症状。因此，在阿尔茨海默病的治疗过程中，要注意避免上述可能导致病情加重的因素的影响。

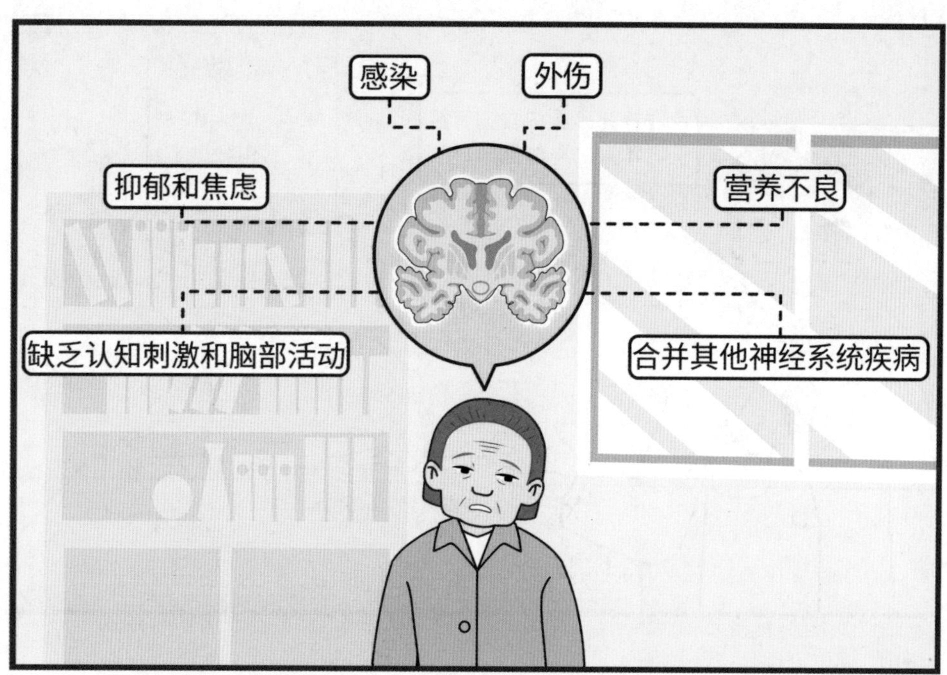

14. 多吃高蛋白食物有助于治疗阿尔茨海默病吗？

合理补充高蛋白食物有益于老年人的身体健康，营养缺乏可能会导致疾病症状加重，但补充高蛋白食物并无明确的治疗效果。患者应根据具体情况，遵医嘱进行补充，不需要过多的额外补充。

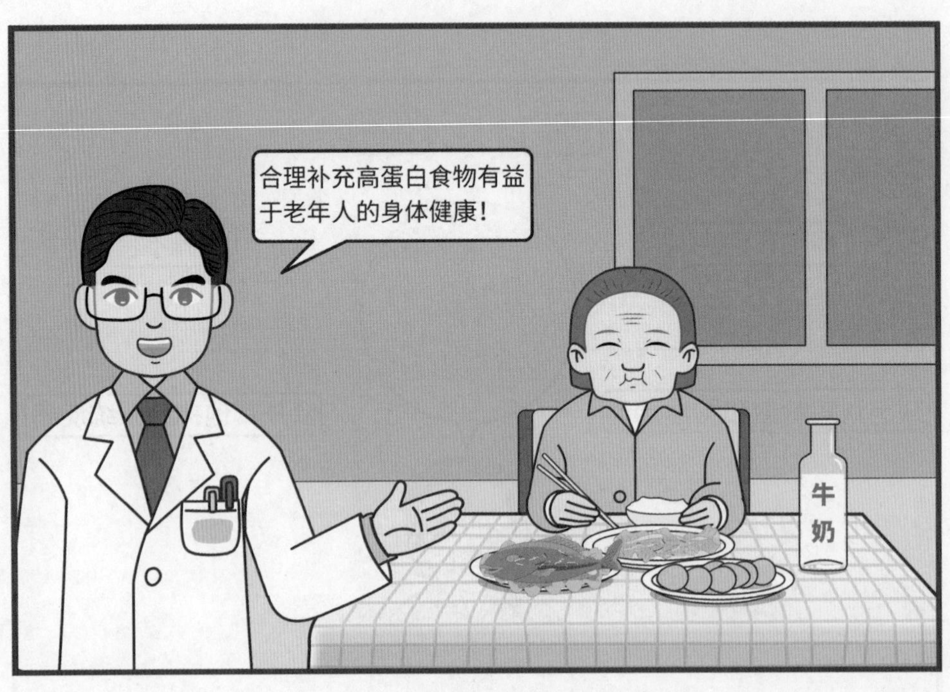

PART 5

第五篇

照护篇

1. 阿尔茨海默病患者能独自生活吗？

阿尔茨海默病患者能否独立生活受疾病的严重程度及日常生活能力受损程度的影响。阿尔茨海默病患者因认知功能损伤，导致日常生活能力下降，故应与照护者共同生活。

（1）**轻度阿尔茨海默病**：患者工具性日常生活活动能力下降，需在旁人协助下完成日常生活；日常生活能力部分下降，适时提示即可完成；居家期间应与照护者共同居住，外出时有人陪伴，以降低安全风险，维持现有的生活质量。

（2）**中度阿尔茨海默病**：患者穿衣、如厕、清洁、沐浴等日常生活能力下降，需照护者给予部分或全部协助，日常生活需全面照护，不能独自生活。

（3）**重度阿尔茨海默病**：患者失去基本自理能力，不能独自生活，需要专业人员提供 24 小时照护和监护，协助其完成进食、如厕、行走、床上移动等，日常生活中应预防压力性损伤、误吸、噎食、肺部感染等并发症的发生。

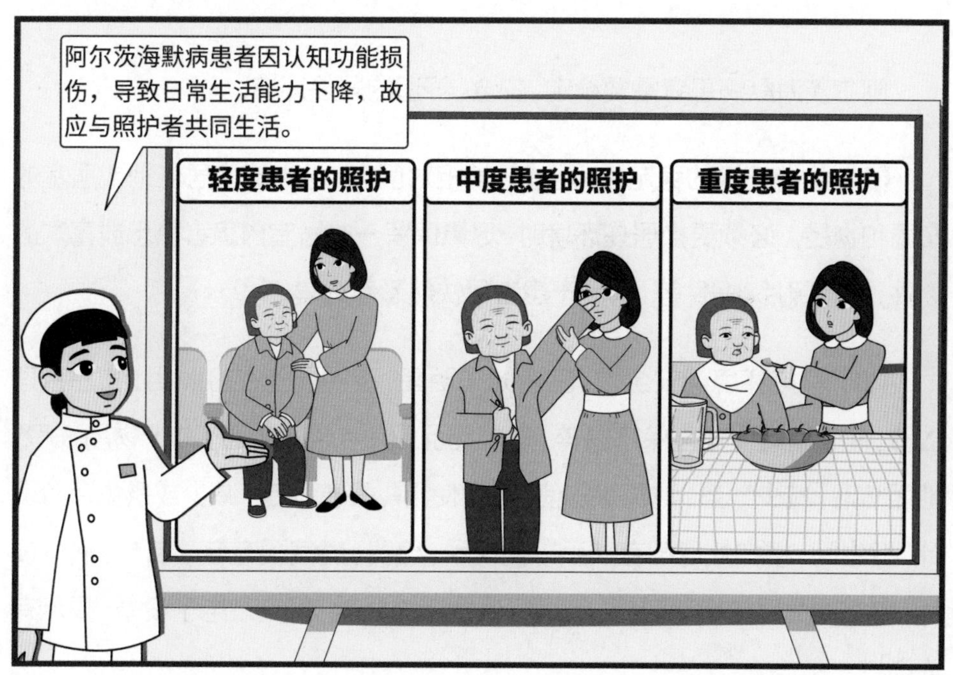
阿尔茨海默病患者因认知功能损伤，导致日常生活能力下降，故应与照护者共同生活。
轻度患者的照护
中度患者的照护
重度患者的照护

2. 阿尔茨海默病患者需要什么样的居住环境?

阿尔茨海默病患者需要稳定、安全、舒适的居住环境。

(1)维持环境的稳定性:居住环境相对固定,减少更换居住地或居室的布局和物品。必须更换居住环境时,尽量保留一些居室内患者熟悉或喜欢的物件,如老照片、摆件等,有利于患者尽快熟悉新环境。

(2)保持环境的安全性:室内光线明亮,夜间配备夜灯照明;物品合理放置,相对固定,妥善保管易碎、危险物品;保持通道畅通,减少物品堆积;地面防滑,减少地垫、地毯等的使用,如使用需妥善固定;减少或避免台阶设计,卫生间、楼梯处应配有扶手以便使用;电器、燃气配有自动断电、断气设计;存在走失风险者可对门、窗进行遮挡装饰,户门可安装电子设备,提示有人通过。

(3)保证外出期间的安全性:外出期间有人陪同,佩戴电子定位设备或携带紧急联系卡、联系手环,以便照护者能够实时知晓患者的位置。增加社区、邻居的协同作用,当发现患者独自在外时,可及时与患者有效沟通,紧急联系照护者。

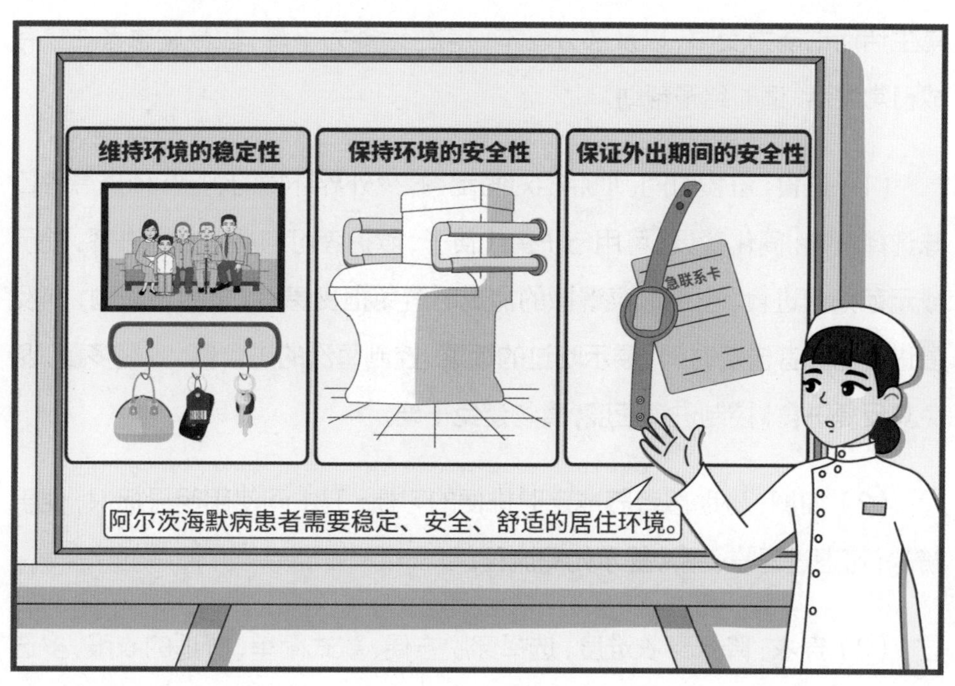
维持环境的稳定性
保持环境的安全性
保证外出期间的安全性
急联系卡
阿尔茨海默病患者需要稳定、安全、舒适的居住环境。

3. 如何护理轻中度阿尔茨海默病患者？

轻中度阿尔茨海默病患者主要表现为出行、烹饪、管理财务等工具性日常生活活动能力受限，以及部分基本日常生活能力下降，应鼓励患者独立完成日常生活，适时给予帮助。

（1）**进食**：进食时间、地点相对固定；减少外界环境的刺激；依据患者口味选择食物；简化餐具，可用勺子替代筷子；照护者可与患者共同进餐，提示或示范如何进食，出现饭菜遗撒的情况时避免指责患者，多给予鼓励；向反复进食的患者告知时间，展示吃过的饭菜，控制每次的进食量，少量多餐，避免其反复进食；控制进食速度，食物避免干硬。

（2）**如厕**：协助患者养成定时排便的习惯；卫生间使用明显标识，便于辨认；可通过语言、图片提示如厕流程。

（3）**穿衣**：降低穿衣难度，选择穿脱方便、款式简单、舒适的衣服，多选用套头上衣、松紧带裤子；使用明显标识区分衣服、裤子；根据季节指导患者选择衣物。

（4）**沐浴**：简化沐浴步骤，可以直接使用单一产品洗头和沐浴身体；用具宜操作简单，在洗浴用品上用简单易懂的图片代替文字说明；从背后协助患者沐浴，减轻面对面带来的不适。

（5）建立有规律的活动及时间表，养成良好的睡眠习惯；日间合理参与社会活动，限制日间睡眠的次数和时长，减少茶或含有咖啡因饮料的摄入，睡前减少饮水，以减少起夜次数；保证房间温湿度适宜、调暗灯光，促进睡眠。

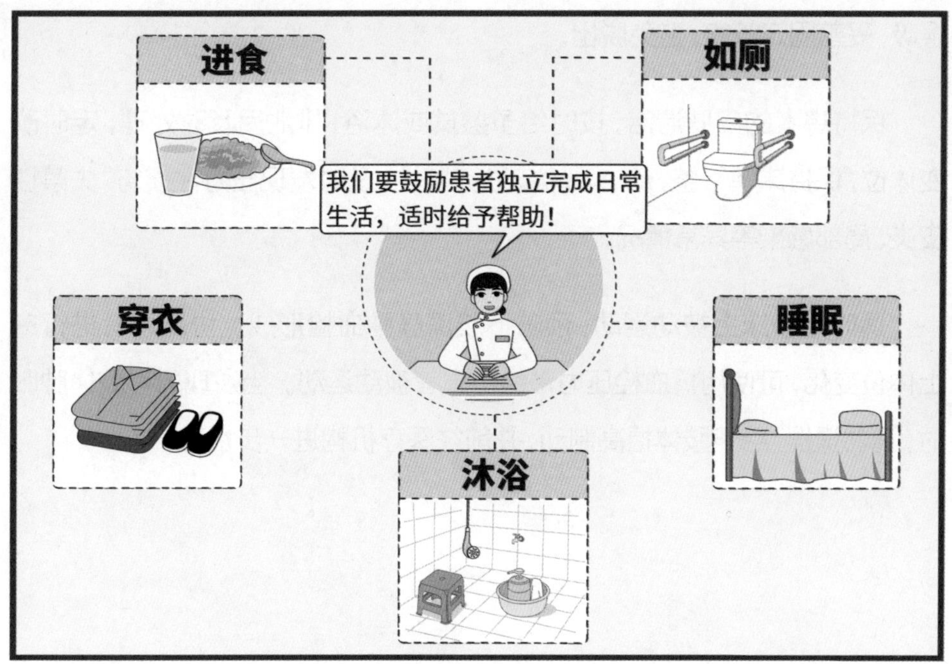

4. 如何护理重度阿尔茨海默病患者？

重度阿尔茨海默病患者的日常生活完全需要他人的协助才能完成，照护者应协助患者完成日常进食、如厕、清洁、更衣等活动，并预防压力性损伤、误吸、噎食、感染、深静脉血栓形成等并发症。

合理膳食，营养均衡，保证患者充足的进食量及水分，动态评估患者的进食能力，选择合适的进餐方式。当进食不能满足患者身体需求时，可适时选择鼻饲饮食。鼻饲期间，做好管路护理，定时监测胃内残留，减少或避免误吸，妥善固定管路，避免脱出。

保持患者的皮肤清洁，按时给予擦拭或沐浴，排泄后及时处理；定时改变体位，保持床单平整，动态观察皮肤完整性，及时发现压力性损伤、失禁性皮炎、局部感染等异常情况。

适时给予床上被动运动，预防下肢深静脉血栓形成。协助患者进行床上体位变化，可使用抗血栓压力带给予患者被动运动。当发现患者肢体肿胀时，请勿揉捏，给予肢体抬高制动，并前往医疗机构进一步检查。

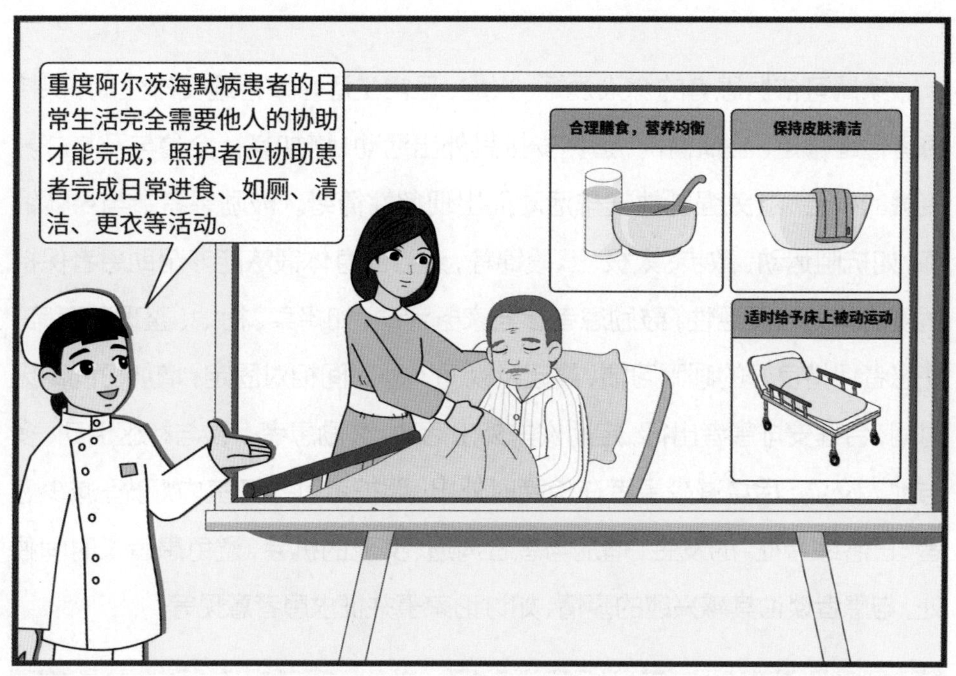
重度阿尔茨海默病患者的日常生活完全需要他人的协助才能完成，照护者应协助患者完成日常进食、如厕、清洁、更衣等活动。
合理膳食，营养均衡
保持皮肤清洁
适时给予床上被动运动

5. 家属应该如何帮助阿尔茨海默病患者安排日常生活?

家属可依据患者的个人爱好、兴趣、日常生活习惯合理安排生活，保持患者情绪稳定、心情愉悦，适量安排其外出活动，增加其社会参与及与外界接触的机会，避免强制性安排活动而出现负性情绪。鼓励患者参与身体锻炼，如抗阻运动、散步、太极、八段锦等，适当的身体锻炼能够帮助患者保持适度的体力和灵活性；鼓励患者参与家务活动，如择菜、扫地、整理花草等；使患者保持良好的睡眠习惯，晨起及晚间入睡时间相对固定，增加日间离床时间；合理安排患者出行，定期安排外出活动，鼓励患者多参与社区活动、多与他人交流；尽量减少患者在傍晚时外出，照护者可打开室内灯光，减少患者"日落综合征"的发生；增加与患者沟通、交流的机会，避免患者长时间独处，与患者谈论其感兴趣的事情，如讨论家事并征求患者意见等。

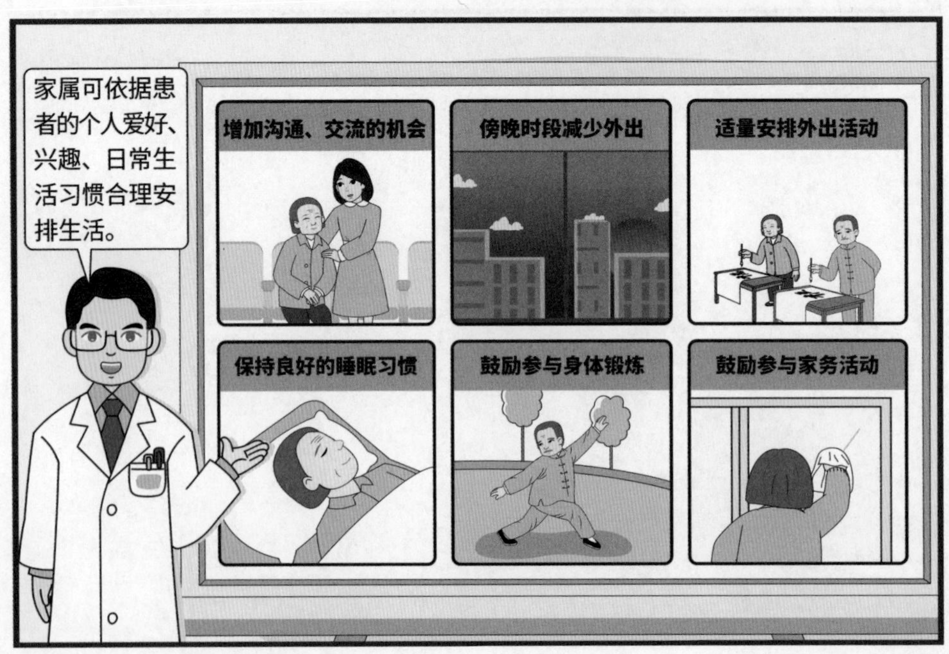

6. 家属应该怎样与阿尔茨海默病患者交流?

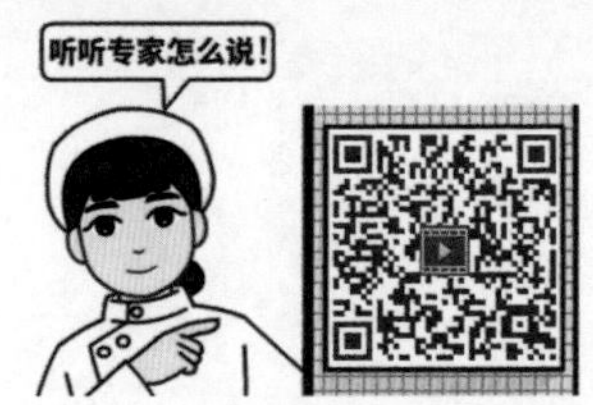

家属对待阿尔茨海默病患者应做到真诚、宽容、理解、尊重、主动。真诚对待患者，开诚布公，不隐瞒、不曲解；避免责备患者，多给予鼓励与肯定；理解患者所表达的意愿及诉求；耐心倾听患者所表达的内容；主动与患者沟通，提升患者沟通的兴趣。

沟通过程中应使用简单明了的语言，避免隐喻、比喻或含糊不清的措辞，如用“请坐下”代替“你能不能就近找把凳子坐下”。合理运用非语言沟通技巧，增加手势、点头或微笑等非语言交流，给予患者充分的思考时间。通过示范和模仿的方式，用动作来说明或引导患者的行为，如模仿洗手的动作，邀请患者一起动手。患者重复谈论或提出相同的问题时，家属可当作第一次听到并认真回答；确认患者是否理解并接收了信息，可以让患者回答一些简单的问题或复述刚刚的对话内容；减少交谈信息量，一次只说一件事；当患者不愿意沟通时不要勉强，适时开展有效沟通。

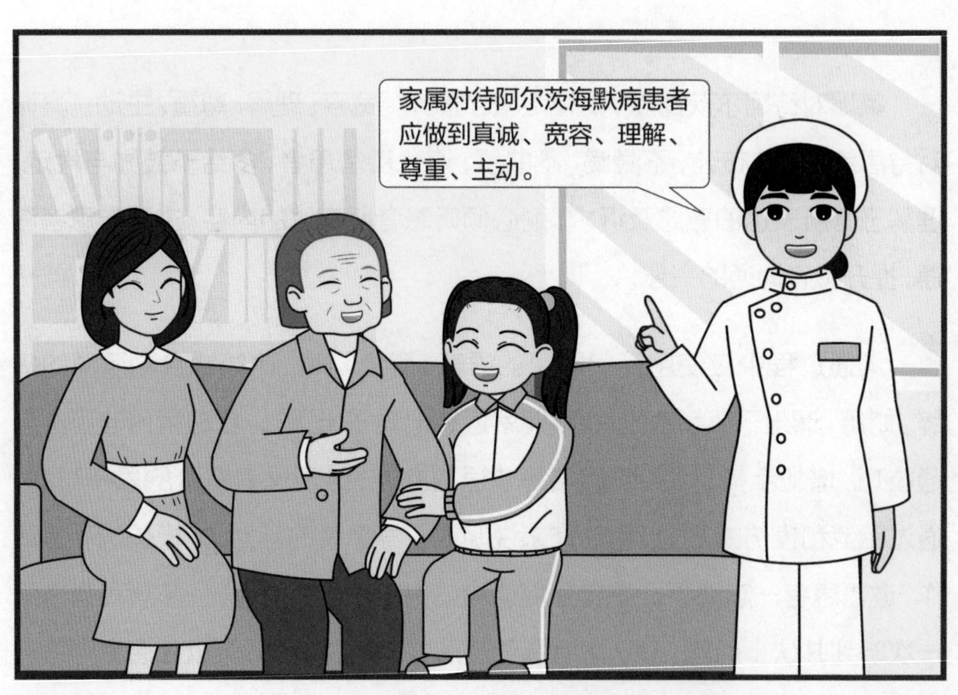
家属对待阿尔茨海默病患者
应做到真诚、宽容、理解、
尊重、主动。

7. 患者出现精神行为异常该如何护理?

当患者出现焦虑、抑郁等情感症状时，应尽可能地为其提供安全、舒适的环境，给予倾听和理解，依据患者感兴趣的人、事、地点合理安排出行及活动，看到患者的进步和努力时，及时给予肯定及赞扬，保持家庭氛围融洽。面对重度抑郁患者时，应严防其自杀、自伤行为，并且尽快前往专业机构就诊。

当患者表现为幻觉、妄想时，应仔细观察发生的诱因、表现形式，温和对待患者，减少敌对和不信任，可通过音乐疗法等转移患者的注意力。此外，应避免导致幻觉的诱因，如墙上的图案、刺激性的电视节目等，以帮助患者减轻症状。同时，应保持环境尽可能安全，保管好危险物品，如刀、剪、绳和煤气等，确保患者不会意外受伤。阳台的门窗也应关闭并上锁，以免患者发生自伤或伤人行为。

当患者出现激越、易激惹等行为症状时，应查找并去除诱因，可以通过游戏活动、音乐疗法、触摸等方法来改善患者的激越症状。如患者可能对自己或他人造成伤害，可以使用躯体约束或寻求精神专科的帮助。对于有外走倾向的患者，应加强防走失环境的设置，如可在门窗上安装感应器和报警装置。

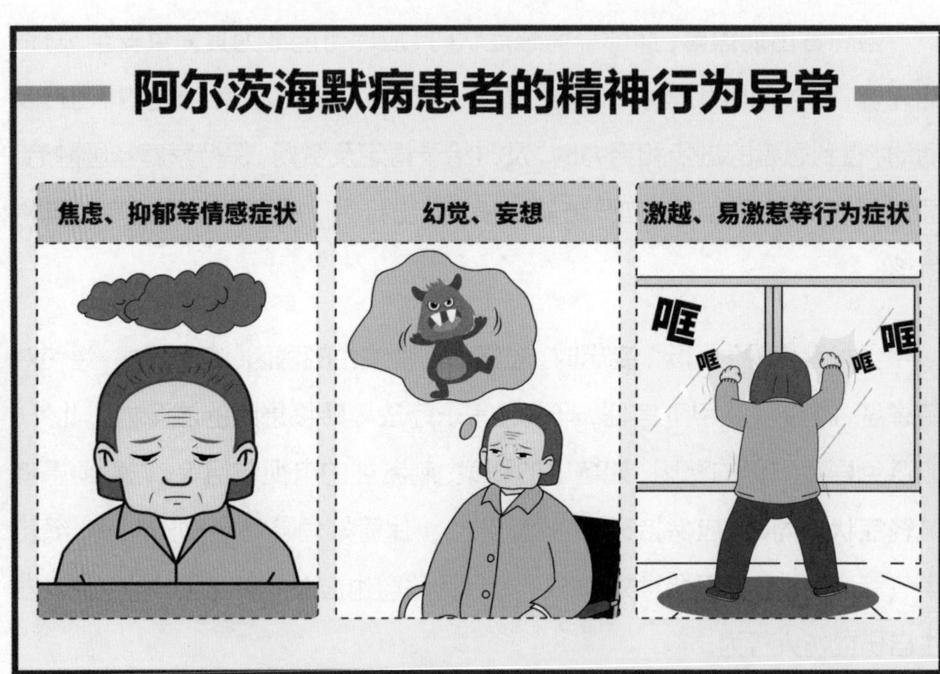
阿尔茨海默病患者的精神行为异常
焦虑、抑郁等情感症状
幻觉、妄想
激越、易激惹等行为症状
哐
哐
哐
哐

8. 如何加强患者的生活能力训练？

（1）轻度阿尔茨海默病患者：鼓励患者主动参与日常事务劳动，避免过度代替。与患者共同制订有针对性的日常活动，如安排每天参与家务活动的频次及时间，利于患者保持日常生活的规律性和充实感。

（2）中度阿尔茨海默病患者：将认知康复贯穿于日常生活中，改善和维持患者现有的认知功能及日常生活能力。鼓励患者主动、独立完成进食、穿衣等，给予患者充分的时间，避免督促，适时提示，必要时给予协助，避免对患者的责备与嘲笑。

（3）重度阿尔茨海默病患者：照护者应对患者已经下降的日常功能进行简化、分解和重复执行训练，帮助患者在固定时间内完成对应的日常活动，形成规律的进食、穿衣、如厕、沐浴等基本日常活动。训练进食时，可分为辅助进食、自行进食与辅助进食结合、自行进食 3 个步骤，并将每个动作进行分解和强化训练，如首先训练患者的握勺行为，再训练将勺子送到嘴边，之后训练将食物送入口中。当患者熟悉用勺进食的步骤后，再进行连贯动作的练习，即握勺、在碗中盛饭、把装有饭的勺子送到嘴边、将食物送入口中顺序的练习。

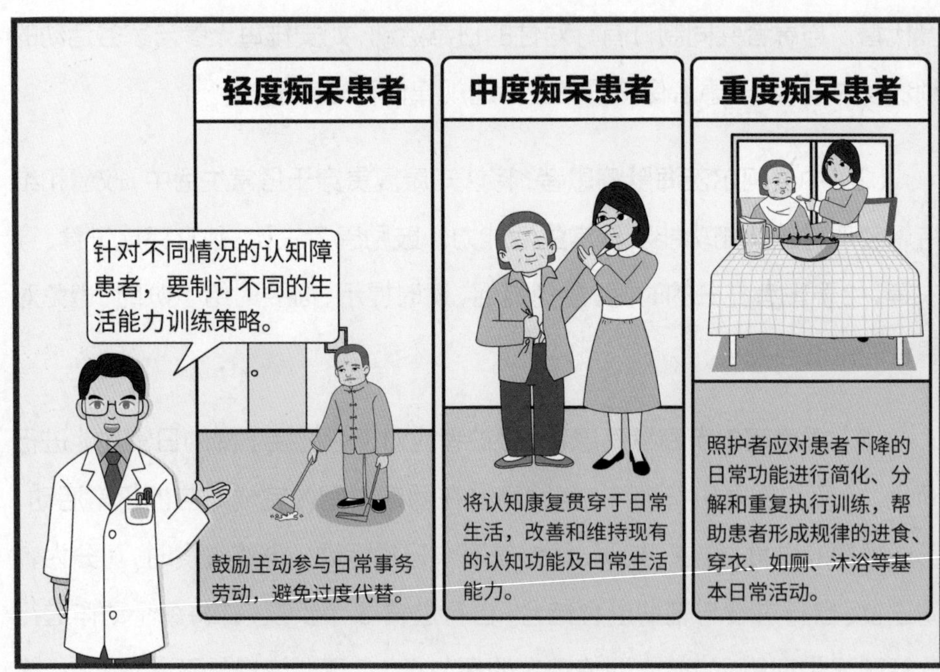
针对不同情况的认知障
患者，要制订不同的生
活能力训练策略。
轻度痴呆患者
鼓励主动参与日常事务
劳动，避免过度代替。
中度痴呆患者
将认知康复贯穿于日常
生活，改善和维持现有
的认知功能及日常生活
能力。
重度痴呆患者
照护者应对患者下降的
日常功能进行简化、分
解和重复执行训练，帮
助患者形成规律的进食、
穿衣、如厕、沐浴等基
本日常活动。

9. 如何预防阿尔茨海默病患者走失？

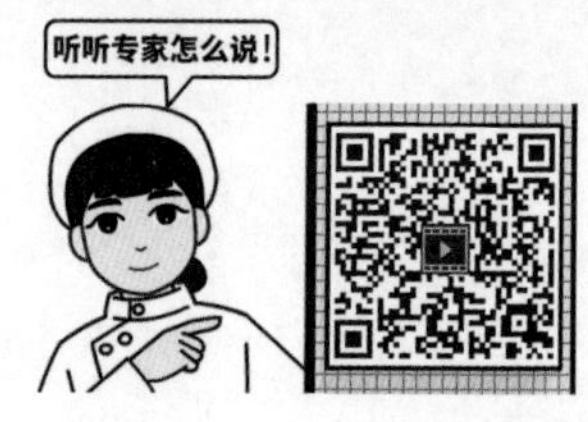

尽可能在患者熟悉的环境中生活，避免突然变换住所及居室布局、物品摆放；变换居住环境时，尽量在居室内保留患者熟悉或喜欢的物品，帮助其辨识周围环境；强化居所周围标志性建筑及标识，利于患者熟悉和记忆。尽量避免患者独自外出。

外出活动期间照护者可在安全可视范围内陪同，为患者佩戴紧急联系卡或紧急联系手环，告知其佩戴目的，向其讲述走失的风险及严重性；采用电子定位设备降低走失风险，使用具有定位功能的手机，持续开启定位系统，安装定位功能小程序，启动小程序追踪功能，教会患者使用手机的技能，简化手机操作程序，为其设定手机快捷键及紧急联系人，外出时携带手机，可将手机用挂绳挂于胸前。与邻居及社区相关人员沟通患者的病情，以获得多方协助。

当不能确定患者的去向时，高度警惕走失事件，立即查看电子定位设备、拨打联系电话，接通电话后嘱其原地等待，询问所在位置或周围建筑特点，可告知其寻找周围路人、警察等接听电话，协助告知具体位置并陪同。未联系到走失者，立即在周围实施寻找，查找其常去的活动地点。

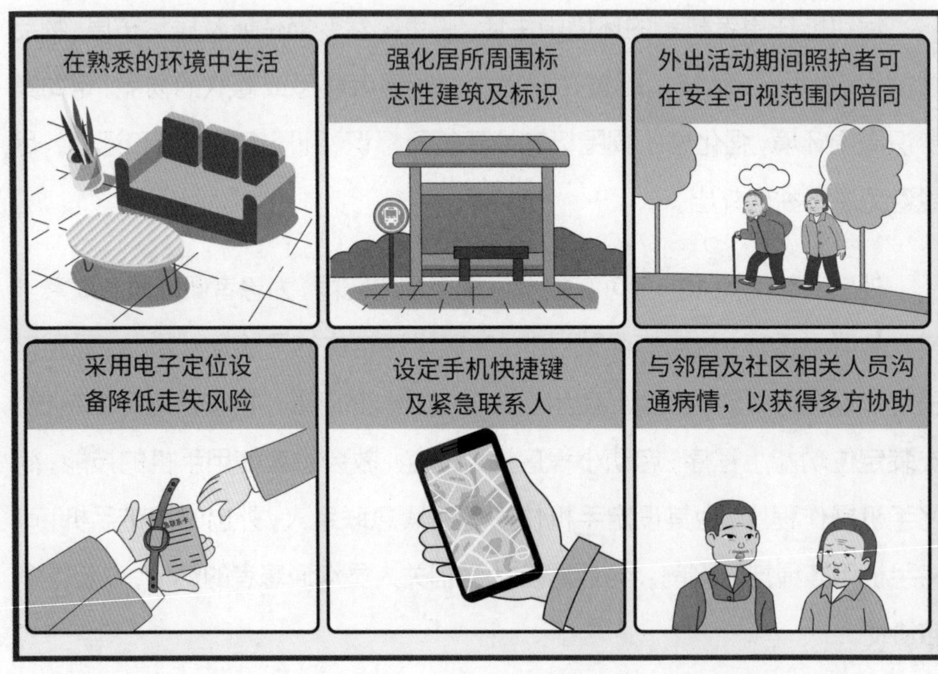
在熟悉的环境中生活
强化居所周围标志性建筑及标识
外出活动期间照护者可在安全可视范围内陪同
采用电子定位设备降低走失风险
设定手机快捷键及紧急联系人
与邻居及社区相关人员沟通病情，以获得多方协助

10. 阿尔茨海默病患者的照护者如何应对由此带来的生活压力？

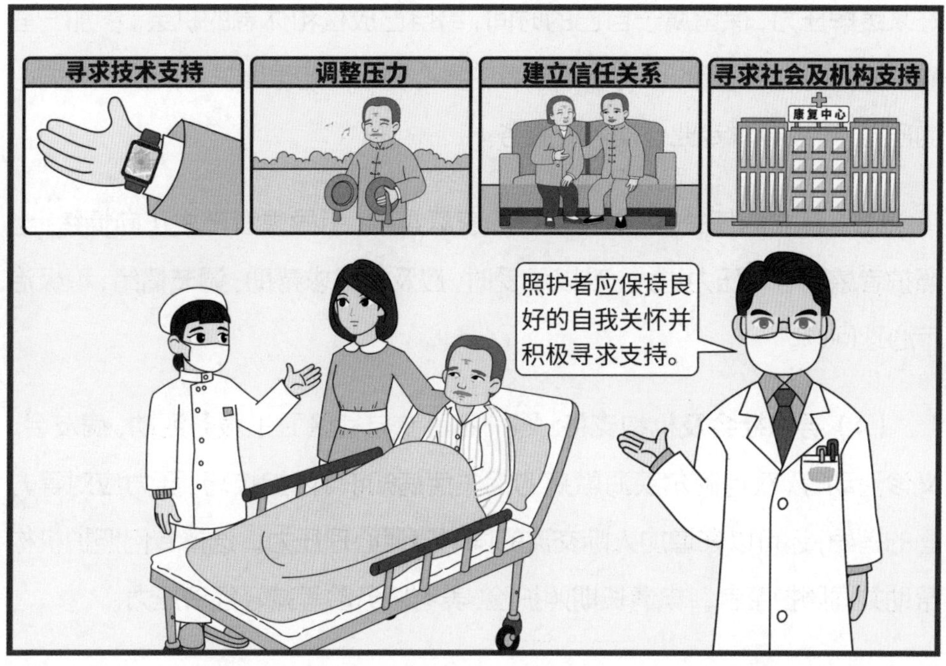

阿尔茨海默病患者的照护者应保持良好的自我关怀并积极寻求支持。

（1）寻求技术支持：随着患者的疾病进展，照护负担日益凸显，一位照护者不能完全承担照护工作，此时可由多人轮流照护，使照护者体力得到恢复；使用仪器设备协助照护，如使用电子定位设备实时掌握患者的行动轨迹、使用预跌倒报警装置提示患者是否有跌倒的风险、使用床上搬运设备协助患者改变体位等。

（2）调整压力：照护者应保持良好的心理状态，通过培养自己的兴趣爱好来缓解压力，保留属于自己的时间，给自己放松和休息的机会，参加一些愉快的休闲娱乐活动，以利于照护者的身心健康。如果照护者无法舒缓内心的压力，可以寻求专业心理咨询服务。

（3）建立信任关系：保持良好的家庭氛围，引导患者产生正向情绪，当照护者感到心理压力过大、难以承受时，应及时寻求帮助，调节情绪，积极治疗心理问题。

（4）寻求社会及机构支持：照护者可参与社区卫生服务活动、病友会、义诊活动等，获得阿尔茨海默病的相关疾病知识、照护技巧、压力应对等方面的指导，还可以在增加人际交流的同时宣泄心理压力。选择专门照护机构帮助共同照护患者。申请长期照护险、养老服务险等减轻经济压力。

PART 6

第六篇

预防篇

1.阿尔茨海默病有哪些危险因素?

有很多种因素与阿尔茨海默病的发病相关，如生活方式、自身健康情况、环境条件等，各种危险因素在不同年龄阶段的危害程度并不一致。因此，不同年龄阶段需要重点关注和防护的因素也有所不同，可以根据下表对照自己是否存在相关的危险因素：

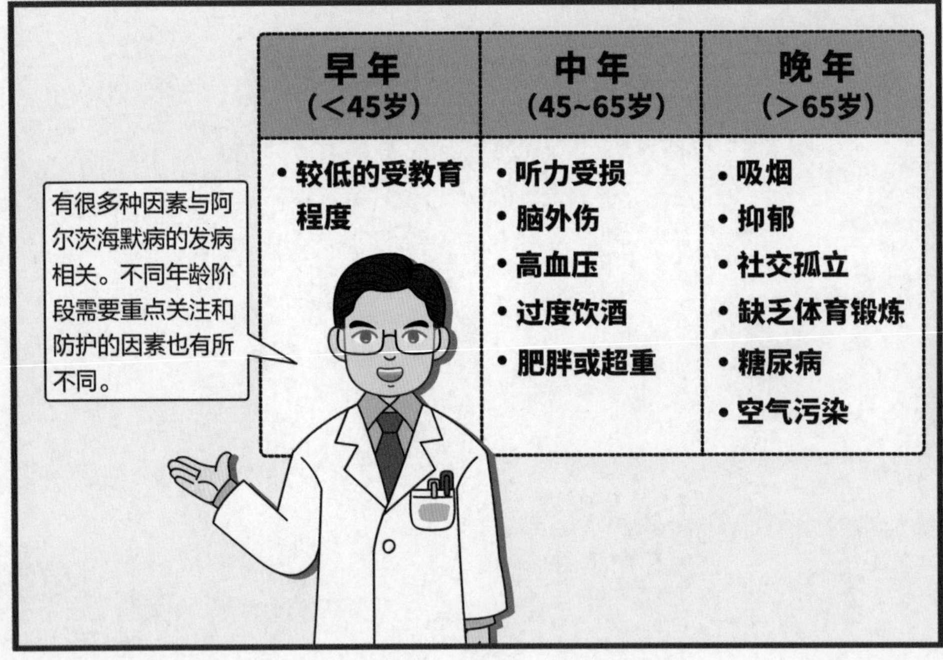

早年（<45岁）	中年（45~65岁）	晚年（>65岁）
• 较低的受教育程度	• 听力受损 • 脑外伤 • 高血压 • 过度饮酒 • 肥胖或超重	• 吸烟 • 抑郁 • 社交孤立 • 缺乏体育锻炼 • 糖尿病 • 空气污染

2. 阿尔茨海默病可以通过饮食来预防吗?

关于饮食和阿尔茨海默病之间的关系，学者做了大量的研究，但是对于哪些食物可以预防或降低阿尔茨海默病的患病风险并没有完全统一的定论。目前世界卫生组织建议采用地中海饮食，此种饮食被认为可以降低认知能力下降或发生痴呆的风险。

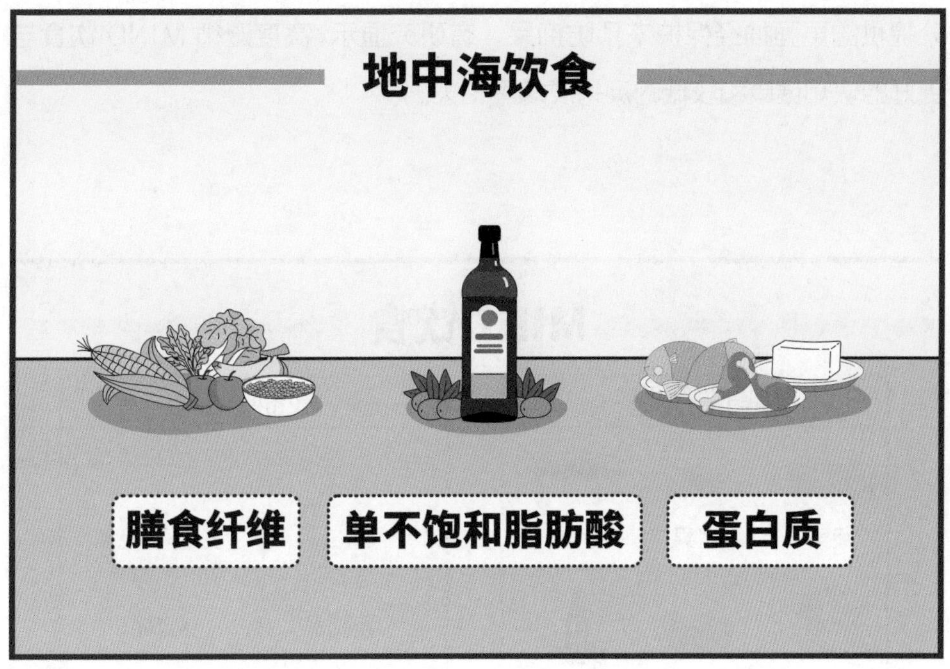

地中海饮食主要包括丰富的蔬菜、水果、全谷类和豆类，此类食物可以提供大量膳食纤维；食用富含单不饱和脂肪酸的橄榄油作为主要的脂肪来源，以及摄入适量的蛋白质（鱼、家禽、豆腐和坚果是蛋白质的重要来源），强调少摄入红肉和奶制品。地中海饮食富含抗氧化剂和多种营养素，可以通过对心血管的保护作用，降低痴呆的发病风险。

地中海 -DASH 干预延迟神经变性饮食（又称 MIND 饮食）是基于地中海饮食和 DASH 饮食制订的饮食方案。DASH 饮食是为了治疗高血压和保持心血管健康而开发的饮食方式。MIND 饮食建议多吃蔬菜、浆果、坚果、橄榄油、全谷物、鱼和豆类，适量饮用红葡萄酒，限制乳制品、红肉、炸食和甜食的摄入量。MIND 饮食主要通过调节心血管因素和由抗氧化和抗炎成分提供的更强神经保护来预防痴呆。有研究显示，高度遵循 MIND 饮食与更好的认知健康和较低的痴呆发病率相关。

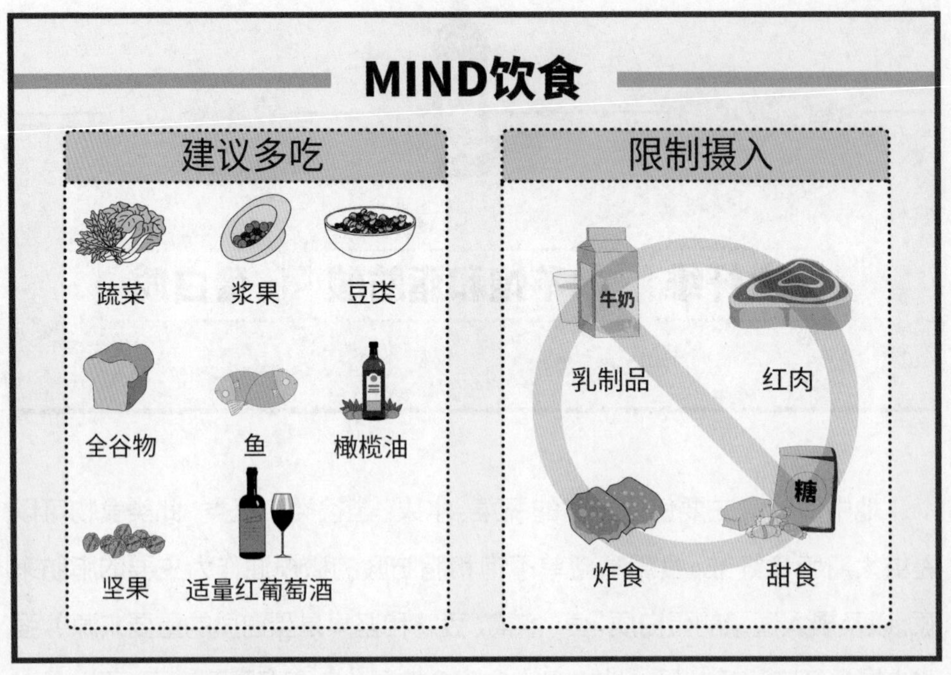

3. 饮酒对于阿尔茨海默病的发病有影响吗？

不同程度的饮酒对阿尔茨海默病的发病影响程度不一致，不能一概而论。根据国际标准，通常将饮酒程度分为不饮酒、轻度饮酒（0g< 每周摄入量 <105g 酒精）、中度饮酒（105g ≤每周摄入量 <210g 酒精）、重度饮酒（每周摄入量≥ 210g 酒精）。

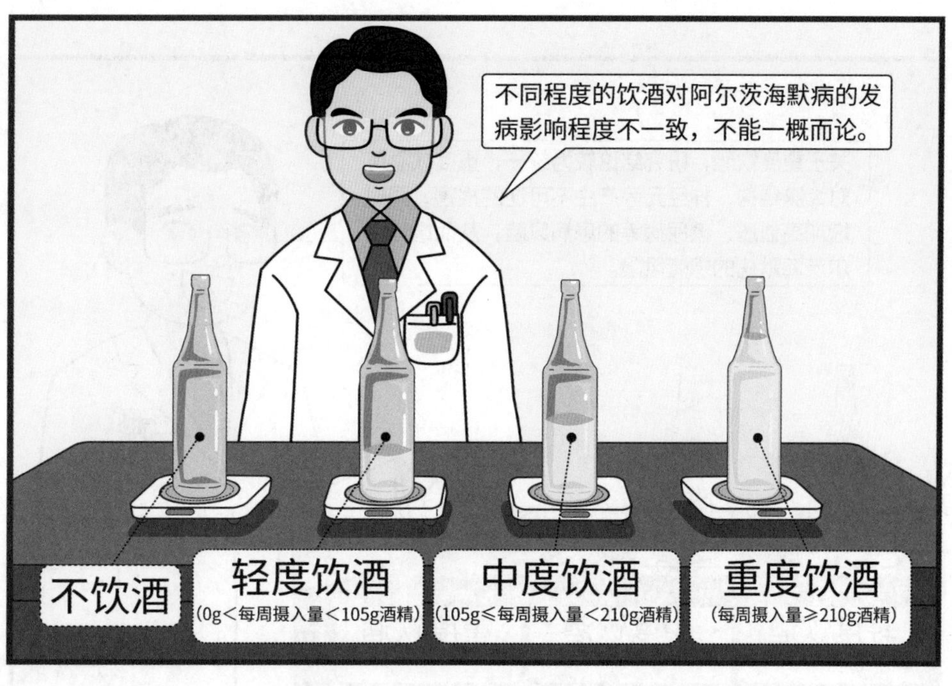

关于重度饮酒，研究结论较为统一，重度饮酒可对大脑结构、神经元等产生不可逆的损害，同时增加高血压、糖尿病等的患病风险，从而增加阿尔茨海默病的患病风险。然而，关于轻中度饮酒与阿尔茨海默病之间的关系尚无统一的结论，不过既往研究提示：不建议饮酒。

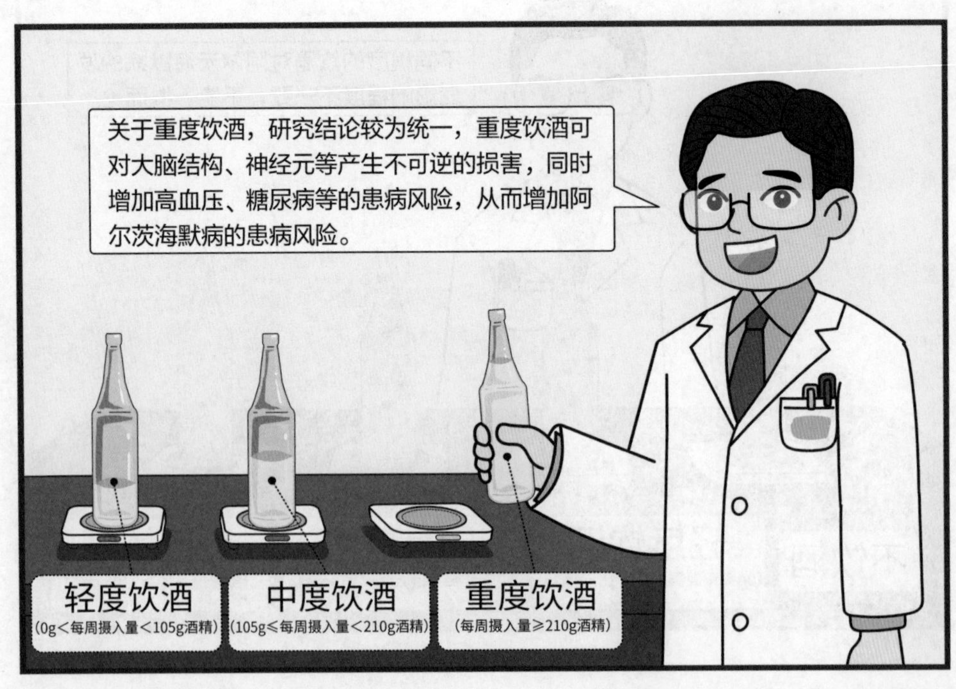

4. 吸烟会导致阿尔茨海默病吗？

吸烟与阿尔茨海默病发病之间的关系较为明确，吸烟者患阿尔茨海默病的风险显著高于不吸烟者。而戒烟可以降低患阿尔茨海默病的风险，即使较大年龄的吸烟者，戒烟也能降低其患阿尔茨海默病的风险。有研究表明，在 50 000 名超过 60 岁的男性中，与继续吸烟人群相比，戒烟 4 年以上的人群显著降低了痴呆的患病风险。吸烟不仅导致阿尔茨海默病患病风险增高，“二手烟”的暴露也与阿尔茨海默病的发病相关。尽管目前关于“二手烟”与痴呆风险之间的研究有限，但仍要警惕“二手烟”暴露与记忆下降或认知异常之间的关系，从而更有效地预防阿尔茨海默病。

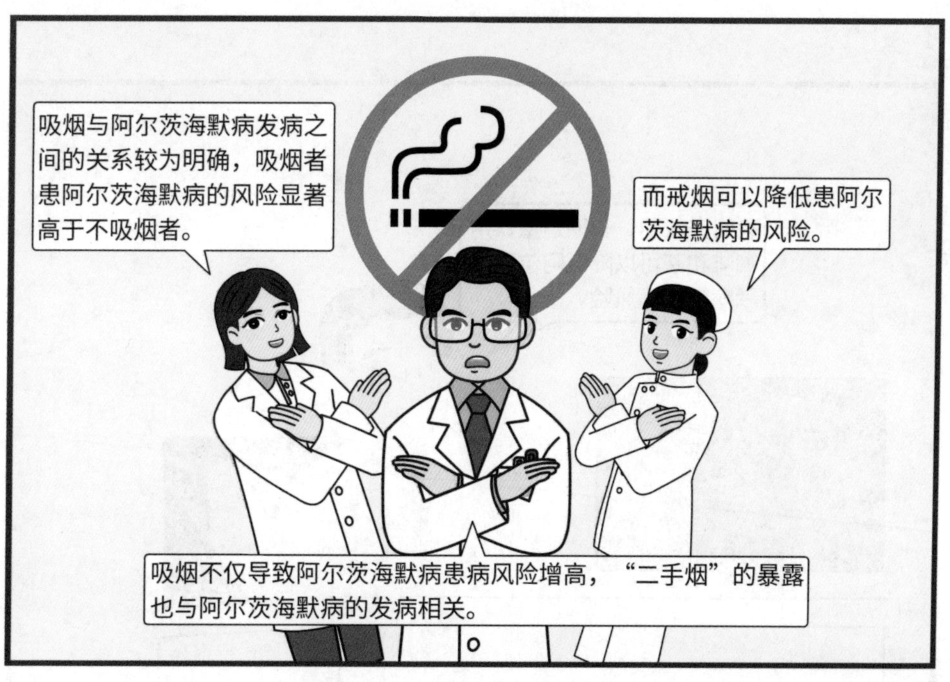

5. 咖啡和茶对阿尔茨海默病有影响吗？

咖啡和茶都有神经兴奋作用，在日常生活中常用来提神。有研究表明，长期适量饮用咖啡和茶可以降低阿尔茨海默病的发病风险。咖啡能够保护神经、改善脑血流情况；绿茶中含有多种酚类物质，有更高的抗氧化能力，这些都与认知相关。

但需要注意的是，以上两种饮品需要适量饮用，不建议用咖啡和茶代替水的摄入。对于已经患有阿尔茨海默病的患者，应适当控制咖啡和茶的摄入量，以免影响患者的作息和睡眠规律。

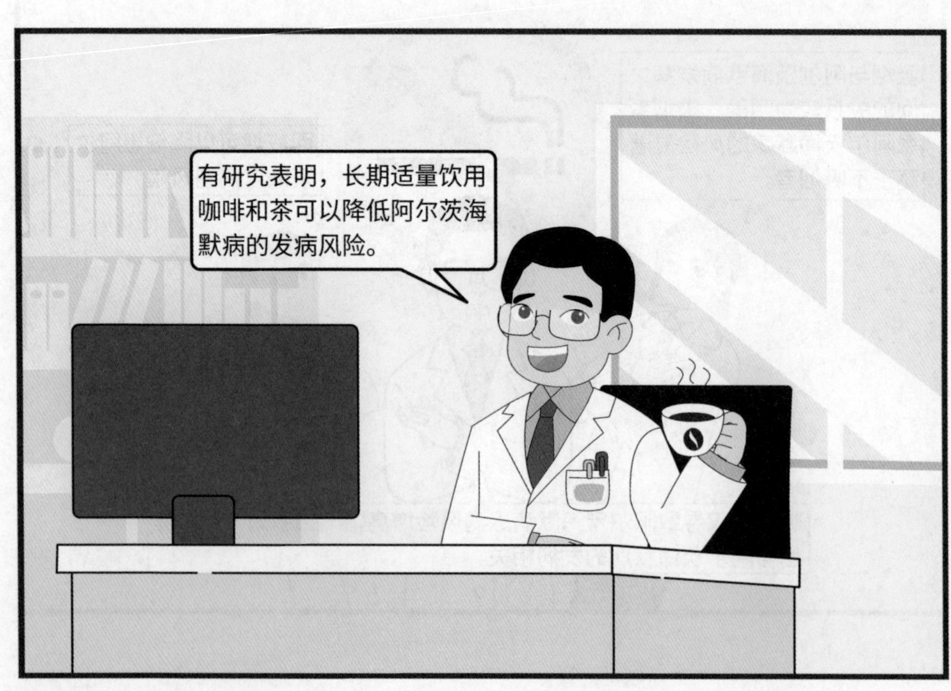

6. 睡眠不好会引起阿尔茨海默病吗？

失眠、睡眠质量差、睡眠时间过少可能会增加患阿尔茨海默病的风险。睡眠对认知的作用非常重要，睡眠的过程与记忆的形成相关。从原理来讲，在睡眠中，大脑内部会产生与清醒时不同的代谢变化，通过脑脊液循环来清除大脑内的代谢废物。也就是说，大脑会在夜间利用脑内循环“倒垃圾”，如果没有充足的睡眠，大脑内与阿尔茨海默病相关的有毒物质可能会产生沉积，促使阿尔茨海默病的发生。有研究表明，每晚睡眠少于 5 小时的人群患阿尔茨海默病的风险较每晚睡眠 7 ~ 8 小时的人群高 1 倍；睡眠障碍也会加快认知衰退的速度。良好的睡眠有利于巩固记忆、保护认知能力，帮助大脑维持正常的功能，因此保持健康的睡眠可以降低患阿尔茨海默病的风险。如果出现了持续的、难以解决的睡眠问题，需要及早进行干预，以免造成长期影响。

睡眠8小时
今天效率真高!
睡眠5小时
效率太低，又要加班了!

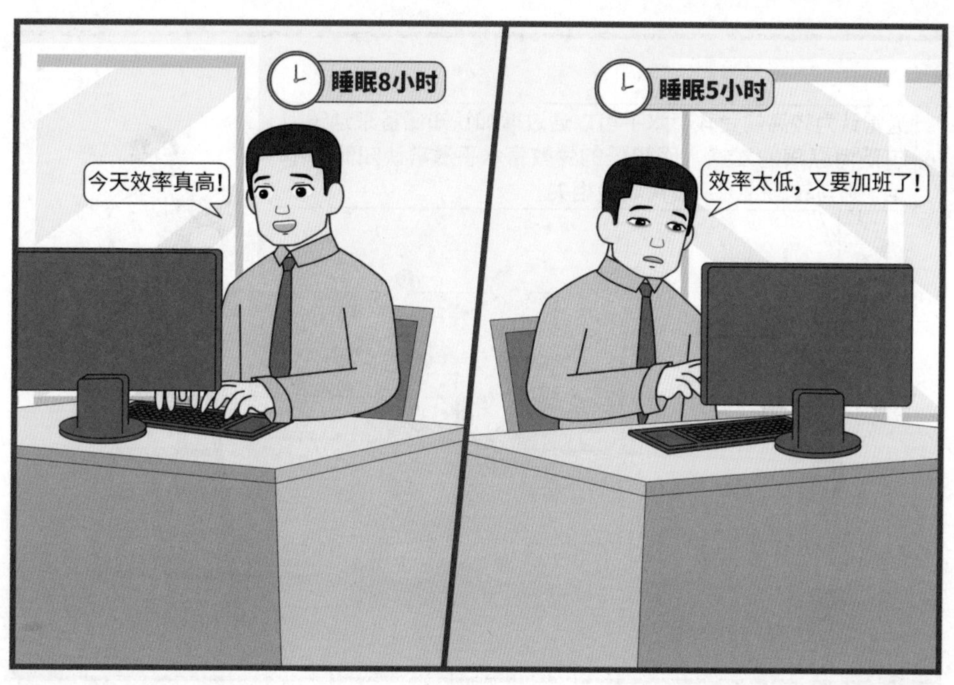

7. 受教育程度会影响阿尔茨海默病的发病吗？

在知晓这个问题的答案之前，需要先认识一下什么是“认知储备”。对于阿尔茨海默病来说，认知储备可以看作大脑在存在阿尔茨海默病病理的情况下保持认知功能的一种能力，这可类比于我们在大脑这个银行账户中的“存款”，而阿尔茨海默病相当于我们在生活中遇到的各种风险，“存款”越多，面对风险的抵御能力越强，可以更好地延缓危机的出现，也就相当于可以延缓阿尔茨海默病症状的出现。不同受教育程度可通过影响认知储备从而影响阿尔茨海默病的发病风险，通常认为较高的受教育水平可以通过增加认知储备来延缓阿尔茨海默病的发病，而较低的受教育水平通常认知储备不足，则与较高的痴呆发病风险相关。但是，认知储备的建立并不会随受教育的结束而终止，只要大脑得到锻炼，它就可以保留和增加储备，从而延缓阿尔茨海默病的发病。

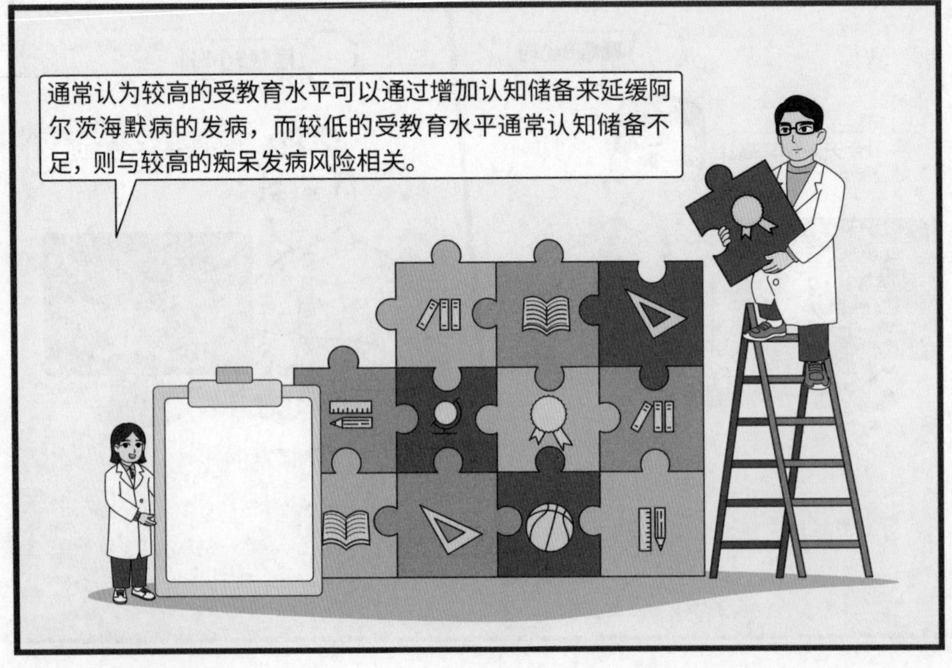

8. 认知活动对预防阿尔茨海默病有帮助吗?

研究显示，经常参加认知活动可以降低患阿尔茨海默病的风险，不经常参加认知活动的人群患阿尔茨海默病的风险是认知活跃人群的 2.6 倍。

日常生活中，有很多种认知都可以刺激大脑，影响大脑的认知储备，进而影响阿尔茨海默病的发病。常见的认知活动有读书、看报、下棋、纸牌类游戏、数独、演奏乐器、适度的麻将娱乐、字谜、练习书法、学习一项新的技能或语言等。每周进行不少于 2 次的认知活动，可以延缓记忆力的下降，预防阿尔茨海默病的发生。

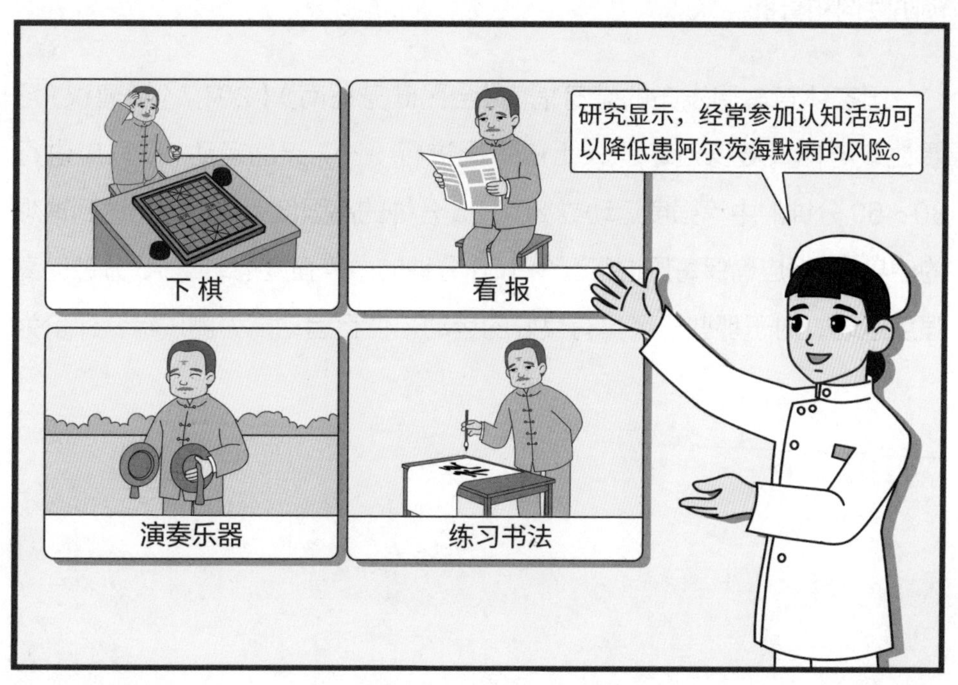

9. 适当运动可以预防阿尔茨海默病吗？

适当运动可以降低阿尔茨海默病的发病风险。一项跨度长达 25 年的纵向研究发现，每周至少进行一次的中度至剧烈体力活动与痴呆发病风险降低有关。根据世界卫生组织的建议，成年人每周应进行至少 150 分钟的中等强度有氧运动（以微微出汗为度，运动时仍可以讲话，主观感觉稍累即可），或 75 分钟的高强度有氧运动（主观感觉累，运动时无法讲话），或将中等强度与高强度有氧运动结合以达到锻炼的效果。规律的运动不仅有益于预防阿尔茨海默病，同时有助于降低心血管疾病的发病风险（心血管疾病是阿尔茨海默病的危险因素之一）。

此外，也可以进行一些肌肉强化、锻炼力量的活动和锻炼平衡性的活动，这些活动不仅对维持健康和预防慢性疾病非常重要，还可以帮助老年人预防跌倒和骨折。

国家体育总局发布的健身指南《全民健身指南》（2017 年）建议，习惯性参与体育健身活动的人士应每周进行 3 ~ 7 天的运动，每日应进行 30 ~ 60 分钟的中等强度运动或 20 ~ 25 分钟的高强度运动。为了达到理想的健身效果，应确保每周进行至少 150 分钟的中等强度运动或 75 分钟的高强度运动。对于那些已经具有良好的运动习惯且运动能力测试综合评价为良好或以上的人群，每周进行 300 分钟中等强度运动或 150 分钟高强度运动将带来更佳的健身效果。同时，建议有基础疾病的老年人在医生的指导下进行锻炼，以得到更大的获益。

中等、高强度有氧运动
每周至少150分钟的中等强度有氧运动或75分钟的高强度有氧运动
降低阿尔茨海默病发病风险
痴呆
无运动锻炼或低运动量
增加阿尔茨海默病发病风险
此外，也可以进行一些肌肉强化的锻炼力量的活动和锻炼平衡性的活动，这些活动不仅对维持健康和预防慢性疾病非常重要，还可以帮助老年人预防跌倒和骨折。

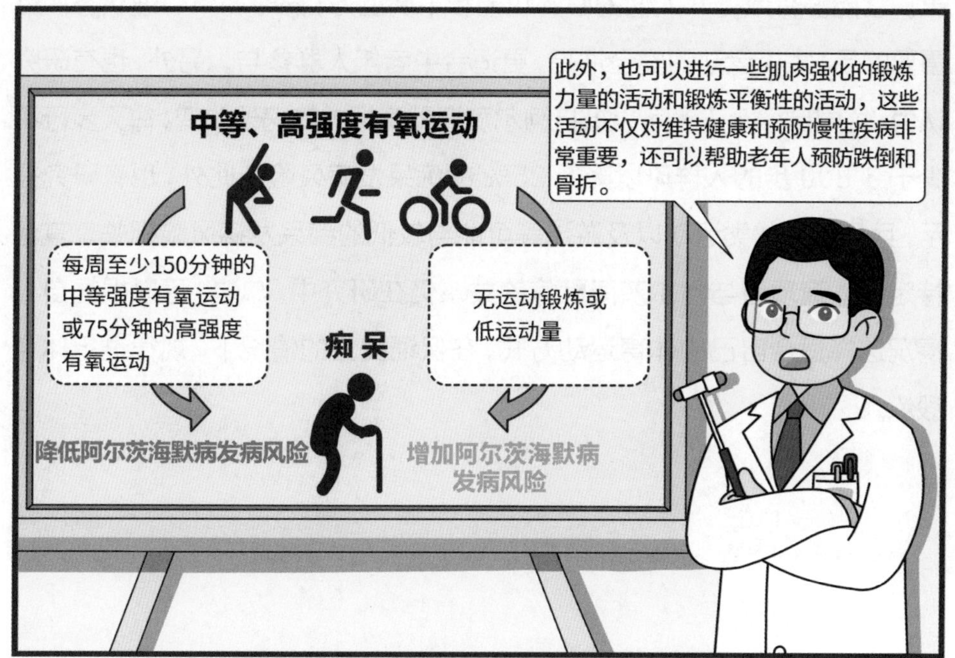

10. 哪些特定的体育活动可以预防阿尔茨海默病？

关于特定的体育活动与阿尔茨海默病之间关系的研究较多地集中于中国传统运动，如太极和气功。有研究发现，每周练习 3 次太极拳，每次 30 分钟，可以改善记忆力和认知功能。此外，太极动作以其平缓柔和的特点，带给人刚强的体验，将意念与身体活动相结合，展现出独特的养生效果。它能够有效提升人们的心肺功能和平衡能力，同时调节心理状态。最重要的是，太极运动的安全性高，更适合中老年人群参与。另外，也有研究认为，每周步行 5 千米可以抵抗阿尔茨海默病相关的病理改变，每天步行不少于 3 800 步的人群可以降低 25% 的痴呆发病风险。此外，也有研究提示，乒乓球等球类运动以及游泳等可能与较低的痴呆发病风险相关。其他特定的体育项目与阿尔茨海默病的关系仍在研究中，总之，可以根据自身情况选择适合自己的体育运动方式，在保证安全的情况下，规律进行体育锻炼。

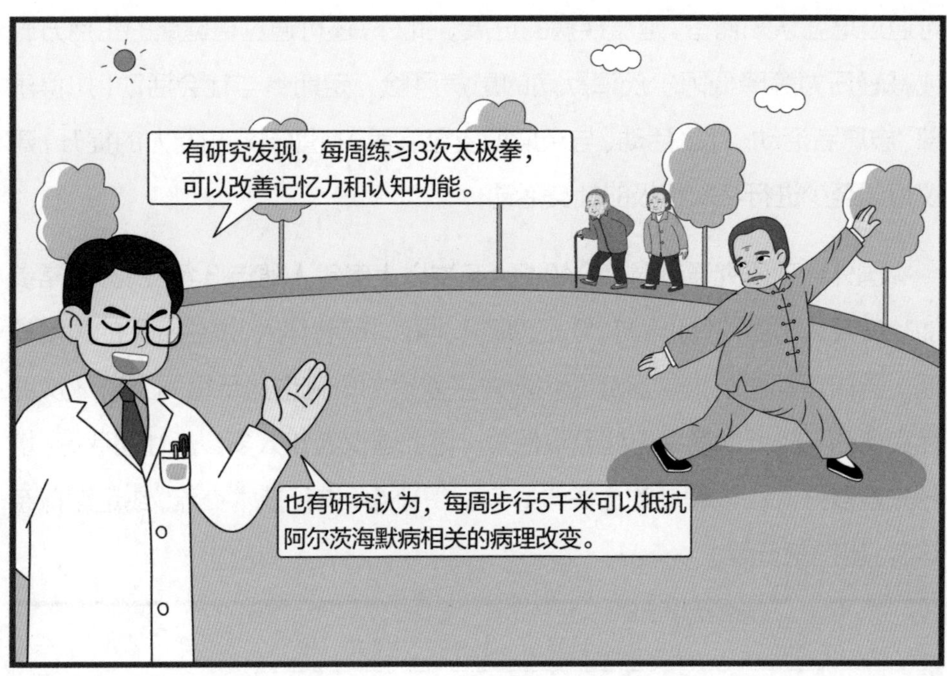
有研究发现，每周练习3次太极拳，
可以改善记忆力和认知功能。
也有研究认为，每周步行5千米可以抵抗
阿尔茨海默病相关的病理改变。

11. 积极参加社交活动对预防阿尔茨海默病有帮助吗？

积极的社交活动被公认为是阿尔茨海默病的保护因素。保持社交活跃可通过增强认知储备，延缓疾病的进展。此外，还可通过更健康的生活方式或减轻压力等降低阿尔茨海默病的患病风险。定期参与社会活动（如俱乐部、志愿者活动、社区活动、与亲戚朋友聚会等）有助于认知能力的提升，建议每周至少进行 2 次积极的社交活动。

国外一项研究通过对 2 040 名 65 岁以上老年人随访 3 年发现，经常参加社交或休闲活动（如旅游、零工、编织、园艺）的老年人，发生痴呆的风险较低。国内首都医科大学宣武医院贾建平教授的研究也提示每周至少 2 次的社交活动与较低的痴呆患病风险相关。因此建议老年人多参加社团活动，培养兴趣爱好并和该领域的更多爱好者组织聚会，进行技术交流，或定期探亲访友、出门旅行等。

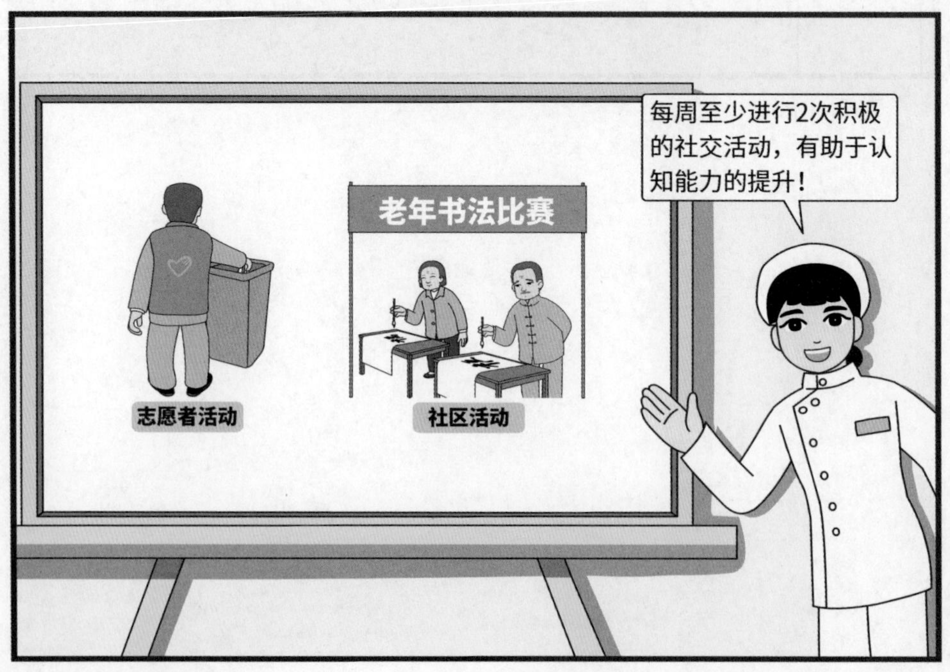

12. 预防阿尔茨海默病应注意哪些方面?

阿尔茨海默病的预防主要是针对可干预的因素，具体包括慢性病管理和调整生活方式。

具体来说，对于有血管性危险因素的人群（如高血压、胆固醇增高、糖尿病、肥胖等）应进行针对性管理，包括高血压管理、规范糖尿病患者的生活方式、给予药物干预、控制血脂及体重等。生活方式的调整可简单概括为“管住嘴、迈开腿、勤动脑、多社交”。提倡戒烟限酒，对于吸烟和过度饮酒的患者，可通过非药物或药物干预，降低认知功能下降和痴呆风险。可根据自身情况采用地中海饮食或 MIND 饮食等，同时倡导饮食多样化。进行规律的体育锻炼；积极参加认知活动，如书法、绘画、演奏乐器、广场舞等；积极参加社交活动，如生日聚会、集体旅行、志愿者活动等。

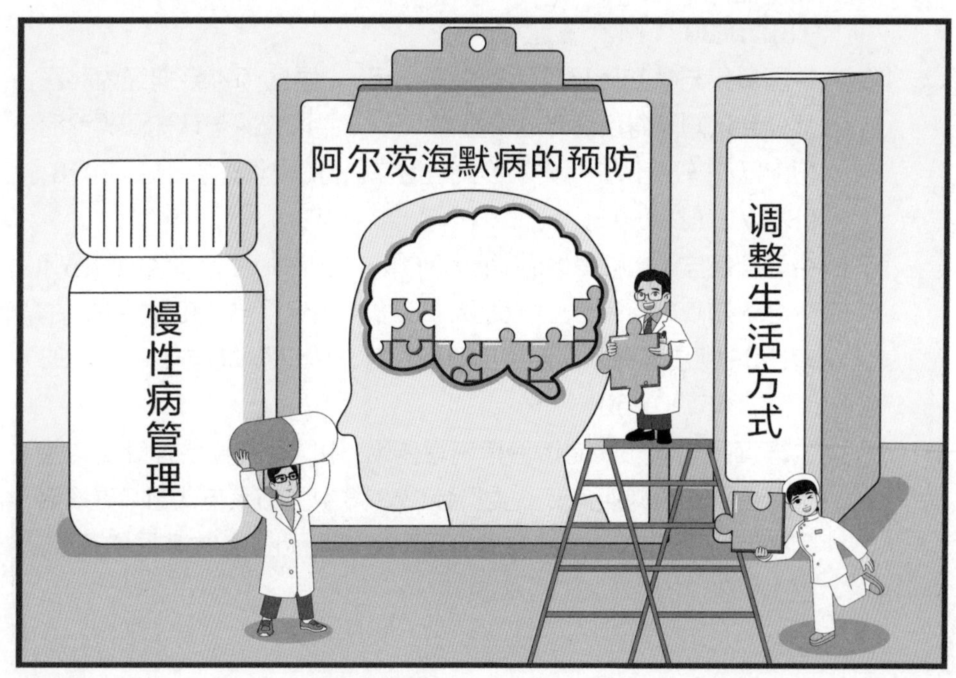

参考文献

[1] 贾建平,陈生弟.神经病学[M].8版.北京:人民卫生出版社,2018.

[2] 中国痴呆与认知障碍诊治指南写作组,中国医师协会神经内科医师分会认知障碍疾病专业委员会. 2018中国痴呆与认知障碍诊治指南(二):阿尔茨海默病诊治指南[J]. 中华医学杂志, 2018, 98(13): 971-977.

[3] 田金洲,解恒革,王鲁宁,等. 中国阿尔茨海默病痴呆诊疗指南(2020年版)[J]. 中华老年医学杂志,2021,40(3): 269-283.

[4] 中国痴呆与认知障碍诊治指南写作组,中国医师协会神经内科医师分会认知障碍疾病专业委员会. 2018中国痴呆与认知障碍诊治指南(三):痴呆的认知和功能评估[J]. 中华医学杂志,2018,98(15): 1125-1129.

[5] 中国痴呆与认知障碍诊治指南写作组,中国医师协会神经内科医师分会认知障碍疾病专业委员会. 2018中国痴呆与认知障碍诊治指南(四): 认知障碍疾病的辅助检查[J]. 中华医学杂志, 2018, 98(15): 1130-1142.

[6] 中国痴呆与认知障碍诊治指南写作组,中国医师协会神经内科医师分会认知障碍疾病专业委员会. 2018中国痴呆与认知障碍诊治指南(五): 轻度认知障碍的诊断与治疗[J]. 中华医学杂志, 2018, 98(17): 1294-1301.

[7] 中国痴呆与认知障碍诊治指南写作组,中国医师协会神经内科医师分会认知障碍疾病专业委员会. 2018中国痴呆与认知障碍诊治指南(六): 阿尔茨海默病痴呆前阶段[J]. 中华医学杂志, 2018, 98(19): 1457-1460.

[8] 中国痴呆与认知障碍诊治指南写作组,中国医师协会神经内科医师分会认知障碍疾病专业委员会. 2018中国痴呆与认知障碍诊治指南(七): 阿尔茨海默病的危险因素及其干预[J]. 中华医学杂志, 2018,98(19): 1461-1466.

52检